W0403154

Prof. Dr. Rolf-Dieter Hesch
unter Mitarbeit von Dr. Michael Despeghel-Schöne

Absolut fit

DEN BLICK STEHTS NACH VORNE GERICHTET!

Mit diesem Buch möchte ich Ihre Kompetenzen erweitern und Sie sozusagen zum Experten für Ihren eigenen Körper machen.

Sie erhalten beim Lesen vielfältige Impulse, Ihr Leben aktiver und bewusster zu gestalten, um dadurch Ihre Gesundheit und Lebensqualität nachhaltig zu verbessern.

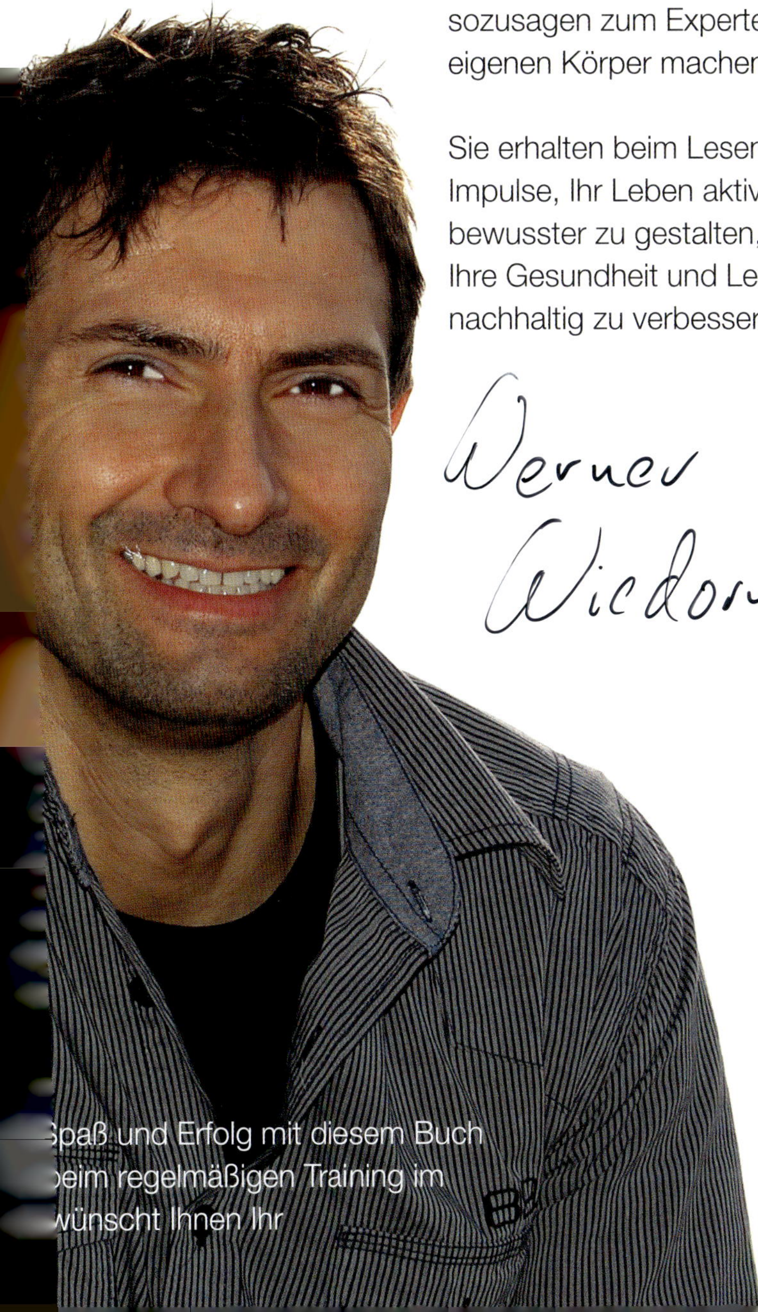

Spaß und Erfolg mit diesem Buch
beim regelmäßigen Training im
wünscht Ihnen Ihr

Knaur

Prof. Dr. Rolf-Dieter Hesch

unter Mitarbeit von Dr. Michael Despeghel-Schöne

Absolut fit

- Tausche Fett gegen Muskel
- Das erfolgreiche Abnehmprogramm

www.knaur.de

Das Sportprogramm

Vorwort

»Nichts ist so fragwürdig und vergänglich wie der gegenwärtig gültige wissenschaftliche Kenntnisstand« – zu dieser Überzeugung bin ich im Laufe der vergangenen 15 Jahre gekommen, in denen ich als Wissenschaftler und Arzt arbeite. Denn was sollen wir glauben: Ist Übergewicht denn nun gesundheitsschädlich oder nicht? Sind die Menschen gesünder, die das Idealgewicht haben, oder kann man auch mit ein paar Fettpolstern ganz gut leben?

Ein Beispiel: In der Herbstausgabe des Arzneimitteltelegramms von 1999 argumentieren die Autoren, dass übergewichtige Menschen nicht häufiger krank werden als Personen mit Normalgewicht. Auch eine erhöhte Todesrate sei nicht die logische Folge.

Andere Fachmagazine kommen genau zum gegenteiligen Schluss:

- Im »New England Journal of Medicine«, einer hoch angesehenen wissenschaftlich-medizinischen Zeitschrift, wird in der Ausgabe vom 7. Oktober 1999 eine Studie zitiert, aus der eindeutig hervorgeht, dass ein erhöhtes Körpergewicht die höchste Aussagekraft für einen vorzeitigen Tod an Herz-Kreislauferkrankungen habe – und dies treffe sowohl für Männer als auch für Frauen zu.
- Eine ähnliche Erhebung in den Vereinigten Staaten wurde in der ebenfalls weithin angesehenen Zeitschrift »Journal of the Medical American Association« (JAMA) vom 27. Oktober 1999 publiziert. Für diese Untersuchung wurden 18-jährige Bürger über längere Zeit beobachtet: Bei der Hochrechnung der Studienergebnisse ergab sich, dass allein durch Übergewicht 280000 Amerikaner jährlich zu Tode kommen.
- Graham Colditz berechnete, dass 9,4 Prozent des Staatshaushalts der USA durch Übergewicht und mangelnde Bewegung entstehen (Medical and Science in Sports and Exercise, November 1999)
- Steven Blair wies darauf hin, dass regelmäßige körperliche Bewegung das Gesundheitsrisiko bei Übergewicht verbessern kann. Er zeigte auch, dass aktiv bewegliche Übergewichtige ein niedrigeres Gesundheits- und Todesrisiko haben als normale Bürger, die sich nicht bewegen (Medical and Science in Sports and Exercise, November 1999).

Das Fazit lautet also: Erst wenn Übergewicht mit zu wenig körperliche Aktivität einhergeht, werden die Menschen häufiger krank und sterben früher.
Das Motto unseres Buches lautet: »Tausche Fett gegen Muskel«. Denn es hat keinen Sinn, nur abnehmen zu wollen, also nur Fett abzubauen, was viele Menschen immer wieder vergeblich versuchen. Denn Abnehmen heißt, seinen Lebensstil zu ändern, seinen Körper umzustellen von der Trägheit des Fetts auf die Beweglichkeit des Muskels und etwas für die mentale Gesundheit, für die Seele zu tun.
Die Hinweise und Ratschläge in diesem Buch beruhen nicht nur auf unseren eigenen Erfahrungen sondern auch auf wissenschaftlichen Erkenntnissen. Dass Frauen und Männer tatsächlich gesünder leben, wenn sie unsere Empfehlungen beherzigen, belegen auch all die positiven Erfahrungsberichte von Ratsuchenden, die sich an unsere Tipps gehalten haben.

Rolf-Dieter Hesch

Dank

Allererster Dank gehört den Menschen, die mir selbst geholfen haben, einen gesunden Lebensweg zu finden, zu begreifen, dass der Körper das wichtigste ist, was uns im Leben mitgegeben wurde und dass das Gehirn den Körper braucht, um gesund zu reifen, denken zu lernen, Gefühle zu erleben, zu verarbeiten und vernünftig zu handeln, dass Lebensenergie ganz wesentlich mit Kraft zu tun hat und dass diese Kraft in der Muskulatur und im spirituellen Leben ruht.
Ich nenne hier meinen eindrucksvollen Aikido- und Meditationsmeister Kenji Hayashi aus Hannover und meinen intensiven Trainer Anthony Ellis aus New York – beiden habe ich die Umkehr zu verdanken, die mein Leben beeinflusst hat. Immer wieder hat mich Bernd Breitenstein aus Hamburg begleitet und ich danke Werner Wiedorn, meinem langjährigen Trainingspartner in Konstanz. Ich freue mich, dass sich Michael Despeghel beteiligt hat, und danke ihm für die Mitarbeit an dem Buch.

Rolf-Dieter Hesch

Ändere deine Meinung

- Tausche Fett gegen Muskel

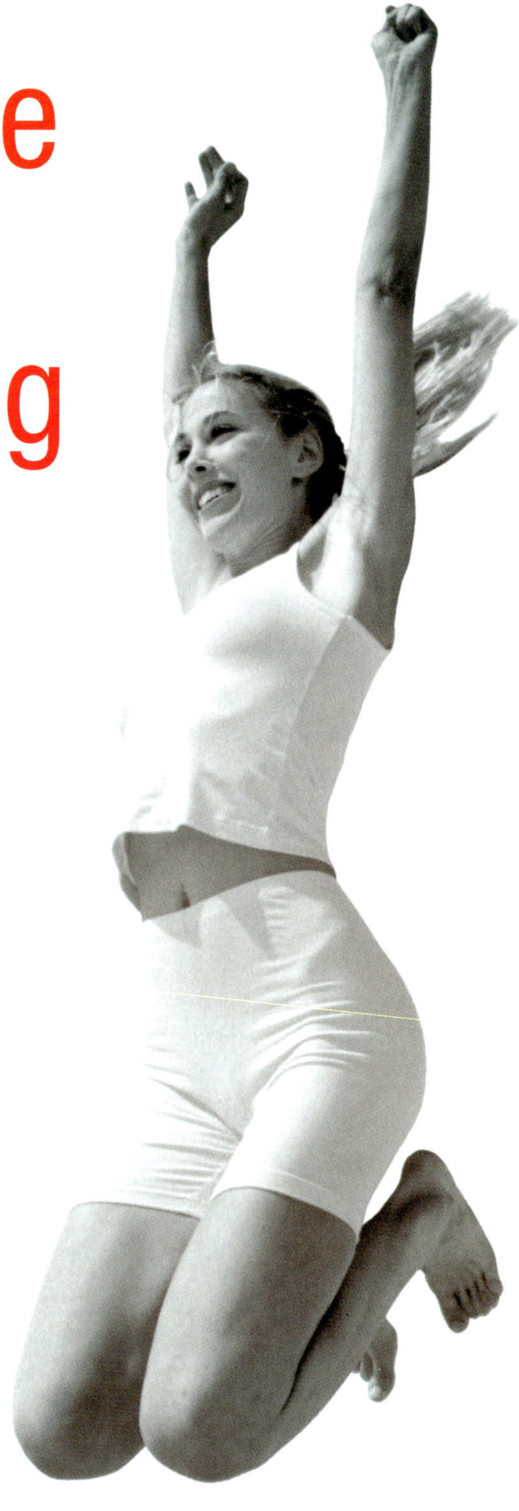

Als Kinder sind wir viel herumgetobt und auch als Jugendliche haben wir uns im Schulsport viel bewegt. Doch wenn wir einen Beruf erlernen, mit dem Studium beginnen, einen Beruf ergreifen, eine Familie gründen, holt uns der alltägliche Trott ein. Wenn wir nichts dagegen unternehmen, werden wir immer träger und dicker. Wir leiden unter Herz-Kreislaufkrankheiten, Muskelschwund mit degenerativen Knochenerkrankungen, schlechter Haltung, schlechter Figur und kraftlosem Auftritt. Wir haben keine »Eigenzeit« mehr und leben ein Ersatzleben mit Second-hand-Attributen des Konsums: Protzige Autos, topmodische Klamotten und teure Uhren werden uns immer wichtiger, wir können das Essen nicht mehr genießen oder stopfen Fast-Food in uns hinein, wir trinken zu viel Alkohol, vertreiben uns die Zeit mit Fernsehen oder schlechter Unterhaltung. Alles dreht sich ums Geldausgeben und die gängige Moral lautet: jetzt kaufen, aber erst später zahlen.
Es reicht aber nicht zu atmen, zu essen, zu trinken und zu arbeiten. Oder genauer gesagt: Es kann nur eine Weile gut gehen, wenn Sie Ihren Körper und dessen Bedürfnisse nicht ernst nehmen. Denn die Verluste fahren Sie später ein.

Dem Körper Kraft geben

Ändern Sie Ihre Meinung: Gehen Sie zurück in Ihre Jugendzeit und entdecken Sie Ihren Körper (wieder). Schließlich soll er Sie gesund und kraftvoll durchs Leben tragen, er soll Ihnen ermöglichen, das Leben und die Sexualität zu genießen. Denn am Ende Ihres Lebens werden Sie Bilanz ziehen: Und dann ärgern Sie sich wahrscheinlich darüber, dass Sie zu schnellem Konsum neigten, schlechten Gewohnheiten keinen Einhalt geboten haben und auf ärmliche Hilfsmittel zurückgegriffen haben. Wenn Sie später auf Ihr Leben zurückblicken, zählt nur, wie wohl sie sich in Ihrem Körper gefühlt haben und wie gut Sie sich mit Ihrem Partner oder Ihrer Partnerin und mit Ihren Freunden verstanden haben – an Ihrem Wohlbefinden sollten Sie deshalb Ihr Leben lang arbeiten.
Die Voraussetzung: Sie müssen Ihrem Körper Kraft geben. Diesen Grundsatz sollten alle Menschen beherzigen, Ausreden zählen nicht.

- Eher unsportliche Menschen können ein Minimalprogramm für sich finden, das sie mit einiger Überwindung durchführen können.

- Die reinen Denker sollten wissen, dass sich das Gehirn in einem gesunden Körper am wohlsten fühlt. Wer viel raucht und häufig Alkohol trinkt, sollte lernen, das Leben, den Körper und das Essen wieder zu genießen statt auf Ersatzdrogen auszuweichen. Die Devise lautet nämlich: »Soul follows body« (Die Seele folgt dem Körper).
- Wer Vorurteile gegen das Körpertraining hat, sollte bedenken, dass es auch ein gesundes Bodybuilding gibt, das nichts mit dem Hardcore-Bodybuilding und den abschreckenden Figuren zu tun hat, die gelegentlich auf den Titelbildern von einschlägigen Magazinen abgebildet sind. Leider werden solche Körper zunehmend in der Werbung eingesetzt und verzerren das Bild. Unser Vorschlag: Probieren Sie es mal mit einem natürlichen Körpertraining – Sie werden staunen, wie wohl Sie sich damit fühlen. Und wer will, kann damit auch an seine Grenzen kommen.
- Hinterfragen Sie Ihre Vorurteile kritisch: Welche längst überholten Muster schleppen Sie aus Ihrer Erziehung mit? Welche gesellschaftlichen Normen übernehmen Sie gedankenlos? Und welchen Einfluss gestehen Sie der gegenwärtigen Mainstream-Werbung zu?

Ein natürliches Körpertraining formt den Körper auf ästhetische Weise und hat nichts mit Hardcore-Bodybuilding zu tun.

Nehmen Sie also Ihr Leben selbst in die Hand und geben Sie sich mit einem Second-hand-Leben nicht zufrieden. Gestalten Sie Ihr Leben und lassen Sie sich nicht verunstalten. »Ändere Deine Meinung« ist ein Lebensprogramm wirklich für jeden.

Wenn Sie Ihre Meinung auch in Hinblick auf das Trainingsprogramm »Tausche Fett gegen Muskel« ändern wollen, heißt das vor allem: Bleiben Sie konsequent, im Englischen gibt es das schöne Wort »consistency« dafür. Stellen Sie also Ihre Lebensweise um, bleiben Sie dabei, jeden Tag und immer wieder. Überwinden Sie Ihren »inneren Schweinehund«, der Sie dazu verführen will, doch lieber auf der Couch liegen zu bleiben statt sich aufzurappeln.

»Tausche Fett gegen Muskel« ist ein Weg zur Selbsterziehung, zum Körpergenuss, zu sich selbst. Das Konzept ist keine Anleitung zu asketischem Klosterleben: Sie können genussvoll essen, einmal in der Woche dürfen Sie alles essen und trinken – da werden dann Dessert, Sahne, Wein und Bier zu einem aufregenden sinnlichen Genuss anstatt zum krankmachenden Alltagskonsum. Einen ganzen Tag faul auf der Haut zu liegen macht Lust, sich den Rest der Woche zu bewegen und seinen Körper wieder zu genießen.

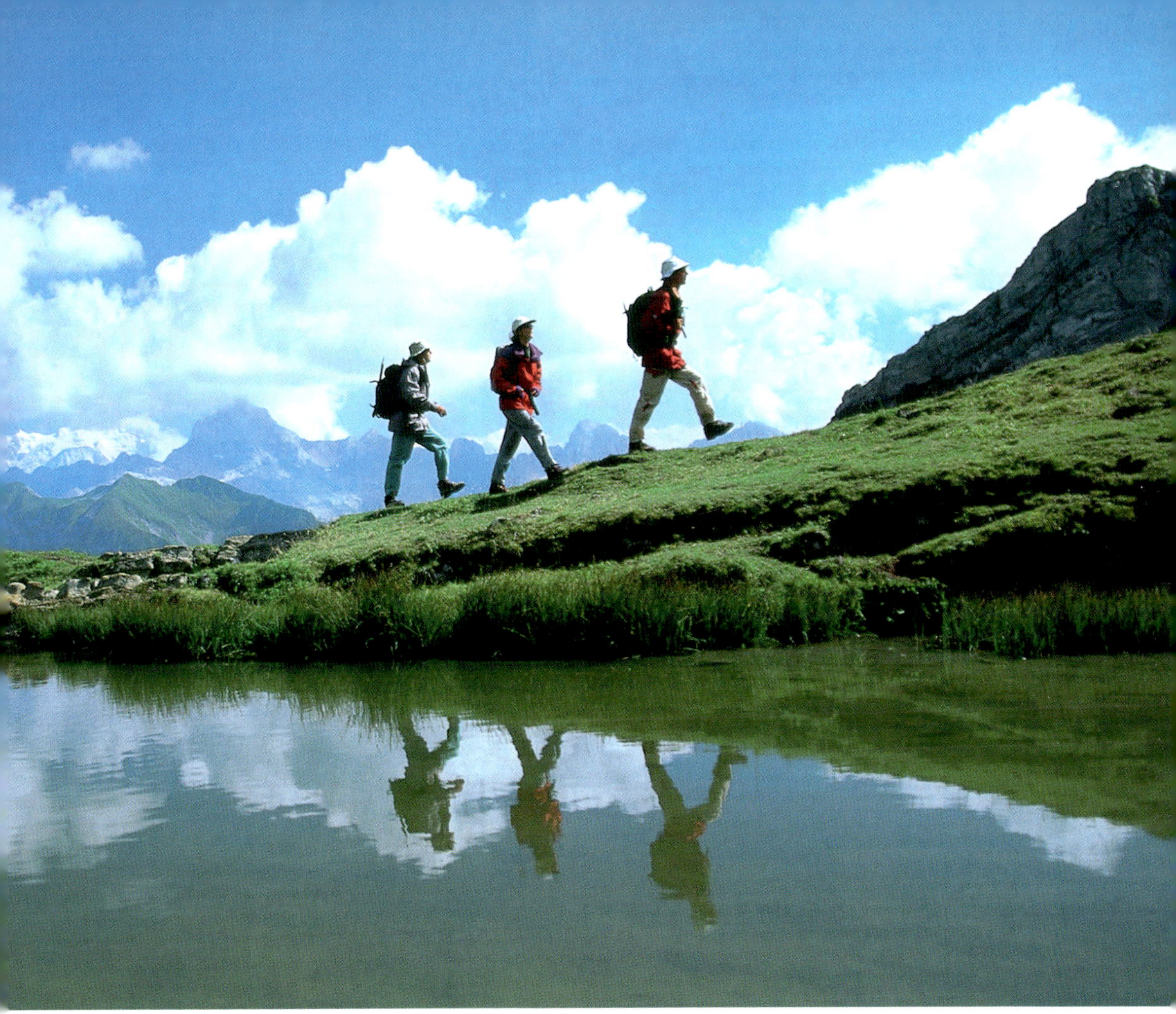

Ganz wichtig: Sie müssen daran glauben, dass Sie es können und wollen. Sie müssen es aufgeben, immer wieder Ausreden parat zu haben. Auch Halbherzigkeit hilft nichts – nach dem Motto »Ich probier's mal«. Das funktioniert nicht. Wenn man einen Berggipfel besteigen will, genügt es auch nicht, die Wanderwege zu studieren und die Hälfte mit der Bergbahn zu fahren. Sie müssen Schritt für Schritt hoch gehen und Sie müssen daran glauben, dass Sie auf dem Gipfel stehen werden. Der Effekt dabei: Wenn Sie erst einmal die Höhenluft geschnuppert haben, wollen Sie nicht wieder in den alten Trott zurückfallen. Sie fühlen sich ermutigt, immer neue Berge zu erklimmen, um den schönen Ausblick noch einmal genießen zu können.

Wenn Sie das Körpertraining »Tausche Fett gegen Muskel« regelmäßig machen, fühlen Sie sich vielleicht zum ersten Mal seit Jahren wieder wohl in Ihrem Körper. Sie schauen wieder gern in den Spiegel, Ihre Beziehungen werden besser und auch im Job läuft es besser. Sie erleben Ihre ganz persönliche Erfolgsgeschichte und werben mit Ihrem Körper und Ihrem guten Aussehen für sich selbst.

Das Körpertraining »Tausche Fett gegen Muskel« führt Sie Schritt für Schritt bis auf den Gipfel.

Ändere deinen Körper!

Ganz gleich wie Sie zurzeit aussehen, welche Gene Sie geerbt haben, wie Ihr Tagesablauf aussieht, ob Sie gerade Zeit haben oder nicht: Es gibt immer einen Weg zum gesunden und gut aussehenden Körper, zum Wohlfühlen. »Ändere Deinen Körper« heißt: Ändern Sie Ihre Gewohnheiten, arbeiten Sie an sich selbst und bauen Sie Ihren Körper so um, dass Ihr Herz und Ihr Kreislauf – je nach Zielsetzung – mittleren bis stärkeren Bewegungsbelastungen im Alltag gewachsen sind und dass Sie die Energie für Ihre Kraft im Muskel statt im Fettgewebe speichern. Dieses Konzept folgt der Devise »Soul follows body« (Die Seele folgt dem Körper) und geht davon aus, dass die Lebensqualität zum großen Teil direkt vom Körpergefühl abhängt. Die moderne Hirnforschung lehrt, dass es nicht der Geist ist, der sich den Körper baut, wie wir seit den Griechen glauben sollten, sondern dass es genau umgekehrt ist: Das Gehirn entwickelt sich ausschließlich durch die Informationen, die ihm der Körper gibt – solche, die über die Sinnesorgane die Welt im Gehirn abbilden und ausbilden. Aus diesem Abbild wird unser Leben. Wir sind, was wir mit unserem Körper aus uns machen. Das mag revolutionär klingen, aber wir müssen den Körper wieder neu entdecken, um zu unserem Geist und zum spirituellen Leben zu finden. Dies gilt besonders für die Männer, denn ihnen wurde in der abendländischen Kultur von klein an aberzogen, dass der Körper der Ausgangspunkt für Kultur und Lebensfreude ist.

»Tausche Fett gegen Muskel« bedeutet, den Körper durch vernünftige Ernährung, Herz-Kreislauf-Training und Muskel aufbauendes Training gesund, fit und leistungsfähig zu halten.

Nachdem jetzt schon viele Menschen wissen, dass das Jogging bzw. das Walking gesund ist, wird zurzeit auch das Bodybuilding im Sinne eines natürlichen Muskeltrainings sozusagen »hoffähig«. Dabei ist es jedoch wichtig zu unterscheiden, was man unter einem Muskeltraining versteht – denn in den vergangenen Jahren haben sich viele Formen des Bodybuildings entwickelt, die teilweise ganz unterschiedliche und sich oft widersprechende Philosophien und Trainingsmethoden beschreiben.

Nach unserem Verständnis ist Bodybuilding ein natürliches Konzept des Muskel aufbauenden Trainings im Rahmen des Projekts »Tausche Fett gegen Muskel«. Dabei trainieren Sie das Herz-Kreislauf-System und bauen kontinuierlich Muskelgewebe auf – und zwar als Gesundheitsmaßnahme und zur Pflege des ästhetischen Körperbildes. Die Muskeln bauen Sie »natürlich« auf, indem Sie den Körperfettanteil auf 10 bis 15 Prozent beim Mann bzw. 15 bis 20 Prozent bei der Frau reduzieren (siehe Seite 90). Um diese Werte zu erreichen, haben

wir ein vernünftiges System der Ernährung, des Herz-Kreislauf-Trainings und des Muskel aufbauenden Trainings zusammengestellt – also ein ganzheitliches Konzept für einen gesunden, ästhetischen und leistungsfähigen Körper.
Bevor Sie mit dem Programm »Tausche Fett gegen Muskel« beginnen, sollten Sie sich zuvor im Klaren darüber sein, was Sie anstreben, wie Sie aussehen wollen und warum Sie überhaupt trainieren wollen. Seien Sie ehrlich zu sich selbst: Denn wenn Sie aus Scham vor sich selbst oder vor anderen Ihr Ziel nicht deutlich vor Augen haben, werden Sie es nicht erreichen. Sie werden falsch trainieren, Sie werden falsch essen und ein falsches Leben weiterführen. Vor allen Dingen werden Sie enttäuscht über Ihre Misserfolge sein.
Je intensiver Sie sich mit dem Projekt »Tausche Fett gegen Muskel« auseinander setzen, desto eher werden Sie sehen, ob und wie Sie Ihr Ziel erreichen können. Möglicherweise müssen Sie hin und wieder etwas zurückstecken. Aber das Positive ist, dass Sie zumindest ganz in die Nähe dessen kommen können, was Sie sich vorgestellt haben. Wenn Sie sich aber erst gar nicht auf den Weg machen, sind Sie frustriert und das äußert sich in schlechter Laune oder depressiven Verstimmungen. Sie verpassen Ihr Ziel und kehren zu den alten Gewohnheiten zurück.

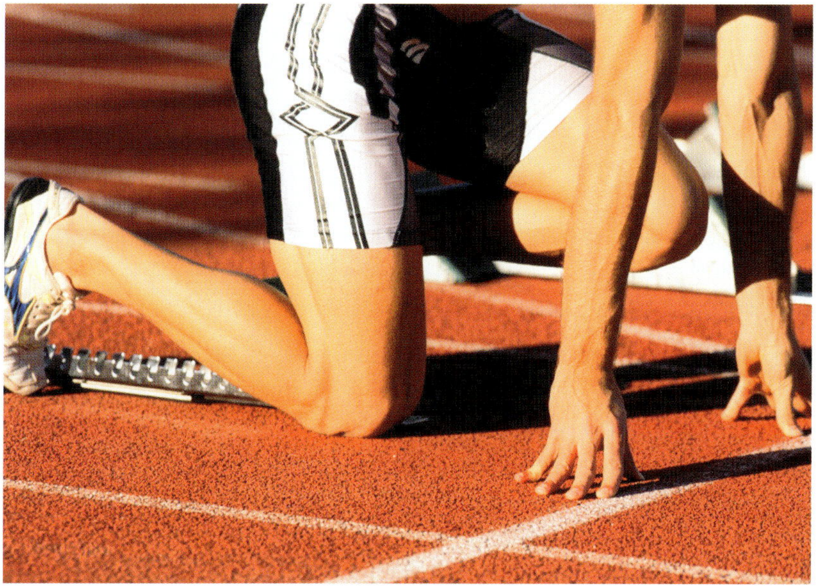

Nur wer an den Start geht, hat auch die Chance, das Ziel zu erreichen.

»Ändere Deinen Körper« bedeutet harte Arbeit an sich selbst: Sie werden Ihre Prioritäten neu definieren und Ihren Tagesablauf dementsprechend ändern müssen. In diesem Sinne ist »Tausche Fett gegen Muskel« ein Lebensstilprojekt, das Ihnen helfen wird, ein völlig neues Leben zu beginnen.
Lassen Sie sich nicht beirren durch die Kritik am »neuen Körperkult«, der uns angeblich diktiert, dass wir alle plötzlich schlank und trainiert – also alle gleich – aussehen sollen, so wie es die Hochglanzmedien, Hollywood-Filme, die Haute Couture und die Werbung zeigen. Lassen Sie sich aber auch nicht einreden, dass es »normal« sei, dass die meisten Menschen in unserer Gesellschaft übergewichtig und untrainiert dem Konsum verfallen sind.
Horchen Sie in sich hinein, schauen Sie in den Spiegel und überlegen Sie sich, was Sie persönlich attraktiv und schön finden. So erkennen Sie Ihr eigenes Ziel – auf dem Weg dorthin kann Sie das Projekt »Tausche Fett gegen Muskel« unterstützen.

Die Ästhetik des normalen Gewichts

Das Fettgewebe ist ein Energiedepot: In Zeiten der Nahrungsmittelknappheit hat es für die in freier Wildbahn lebenden Tiere, auch die Säugetiere, eine große Bedeutung. Aber auch dann, wenn Menschen eine Nahrungsknappheit überbrücken müssen, greift der Körper auf die Energielieferung aus dem Fettgewebe zurück. Medizinisch gesehen dienen die gesamte Entwicklung des Insulin gesteuerten Zuckerstoffwechsels und die Umwandlung von Kohlenhydraten in Fett ausschließlich dem Zweck, in der freien Natur überleben zu können. Frauen brauchen das Fett zusätzlich dazu, die Kinder zu stillen – es gibt übrigens eine Rasse von Afrikanerinnen, bei denen relativ große Fettmassen im Beckenbereich als »Stillfett« gespeichert werden.

Die Speicherung großer Energiemengen im Fettgewebe war für unsere Vorfahren eine wichtige Voraussetzung, um in freier Wildbahn überleben zu können.

Das Fett auf den Hüften der Frauen hat aber auch eine psychosexuelle Bedeutung: Denn warum sonst taxiert der Mann zuerst Bauch und Hüften einer Frau – vorausgesetzt dass er sie wirklich begehrt? Runde Hüften und ein wohlgeformter Bauch sagen ihm nämlich, dass diese Frau seine potenziellen Nachkommen gesund aufziehen kann.
In der modernen Gesellschaft hat sich die ursprüngliche Bedeutung des Fettgewebes gewandelt: Für die meisten Bürger in den westlichen Gesellschaften gibt es in der Regel keine gravierende Hungersnot mehr, sodass es nicht mehr über-

lebenswichtig ist, Energie im Fettgewebe zu speichern. Der biologische Mechanismus läuft aber nach wie vor bei jedem von uns ab. Heutzutage brauchen wir keine langsam mobilisierbare Energie mehr zum Überleben, denn in Zeiten von Hektik und Stress ist »nur« noch eine solche Energie erforderlich, die rasch verfügbar ist. Im Gegensatz zur langsam mobilisierbaren Energie wird diese Kraft jedoch im Muskel gespeichert. Aber auch wenn sich die Anforderungen an unseren Körper geändert haben, bleibt der natürliche Mechanismus erhalten – mit dem Ergebnis, dass sich die Nahrungsmittelzufuhr bei einem Großteil der Menschen in der westlichen Kultur in Depotfett umgewandelt hat.

Die Muskulatur als Kraftquelle

Nun könnte man annehmen, dass der Fettenergiespeicher für ein Dauertraining oder ein Herz-Kreislauf-Training erforderlich sei. Aber das ist nicht der Fall. Selbst für den größten Teil der körperlichen und geistigen Leistungen in unserer Gesellschaft brauchen wir diese Energieform nicht.

Wir brauchen die alten biologischen Mechanismen zum Überleben in der heutigen Gesellschaft also nicht mehr und müssen sie daher durch andere Konzepte ersetzen. Die Natur wird dieser Entwicklung sicherlich noch mehrere Generationen hinterherhinken: Sie wird dann aber den Stoffwechsel und dessen Regulation den heutigen Bedürfnissen anpassen.

Heutzutage liegt das Hauptkraftdepot in den Muskeln; selbst für ein Dauertraining sind Fettenergiespeicher nicht erforderlich.

Heutzutage gilt sowohl für den Mann als auch für die Frau, dass das Hauptkraftdepot in der Muskulatur liegt, denn es wird allerorten erwartet, dass man sich den rasch ändernden Lebensbedingungen leistungsfähig und leistungsbereit anpassen kann. Entsprechend der Biologie des Mannes legt dieser eher seine Kraft in der Muskelmasse an, während die Frau eher das dynamische aerobe Training bevorzugt.

Ein niedriges Gewicht – also »fettlos« zu sein – hat wenig Nutzen, denn dann werden Sie den Anforderungen der modernen Gesellschaft nicht gewachsen sein. Wichtig ist deshalb, nicht nur das Idealgewicht zu haben, sondern das fehlende Fettgewebsdepot durch Muskelkraft zu ersetzen.

Der Mensch hat nur zwei Kraftquellen: Die eine liegt im spirituellen, geistig-emotionalen Bereich, die andere in der Muskulatur – und keine dieser beiden Kraftquellen kann die andere ersetzen. Um in der heutigen Gesellschaft leistungsfähig und leistungsbereit zu sein, muss man beide Kraftquellen zugleich stärken. Eine Anleitung dazu bietet das Programm »Tausche Fett gegen Muskel«.

Die Ästhetik der Muskulatur

Im Gegensatz zu früheren Gesellschaften zählen heutzutage nicht die Anzahl der Kinder und die Größe der Familie, denn wegen des zunehmenden Alters der Menschen bedarf es weniger Nachwuchs. Die Gesellschaft setzt aber auf Leistung und Gesundheit dieser älter werdenden Gemeinschaft. In unserer Leistungsdemokratie wollen viele Menschen »gesund sterben«, das heißt sie wollen bis ins hohe Alter so fit wie möglich bleiben, um dann – ohne Schmerzen und Siechtum zu erleiden – von einem Moment zum anderen von dieser Welt zu gehen.

Die geistig-emotionale Kraftquelle wird in Zukunft noch mehr Bedeutung gewinnen: In Führungspositionen sind Menschen mit emotionaler Intelligenz gefragt, die anderen Menschen positiv gegenüber stehen und bereit sind, mit ihnen Erfolg, Erlebnisse und Belohnungen auszutauschen.

Die Selbstakzeptanz wird zunehmend davon abhängen, wie erfolgreich wir unsere eigenen Ziele und Ansprüche erfüllen und wie sehr wir uns von unserem Partner oder unserer Partnerin und der Gesellschaft anerkannt fühlen.

Das Äußere spiegelt das Innere

Ihrem Körper sieht man schon von außen sein Inneres an, wenn Sie

- sich zu wenig bewegen
- zu viel sitzen
- Ihre Muskeln zu wenig trainieren
- sich mit ungesunden Fetten und schnell abbaubaren Kohlenhydraten ernähren
- abends nur vor dem Fernseher hocken
- sich durch das Zigarettenrauchen chronisch vergiften.

Äußere Anzeichen für eine solch ungesunde Lebensweise sind:

- verkalkte Gefäße, Fettansammlung um die Därme, große Leber, entkalkter und wenig stabiler Knochen, geringe und schlaffe Muskulatur, Gelenkabnutzung und vorzeitige Gehirnschädigung.

Die moderne Medizin versucht, die Katastrophen zu lindern und Schäden zu reparieren, die in solchen Körpern entstehen. Sie kann aber nicht mehr heilen, denn heilsam ist nur die Vorsorge, also ein veränderter Lebensstil als »Medizin für Gesunde«. Das Fazit: Wenn Sie gesund leben, befreien Sie sich von der modernen Reparaturmedizin.

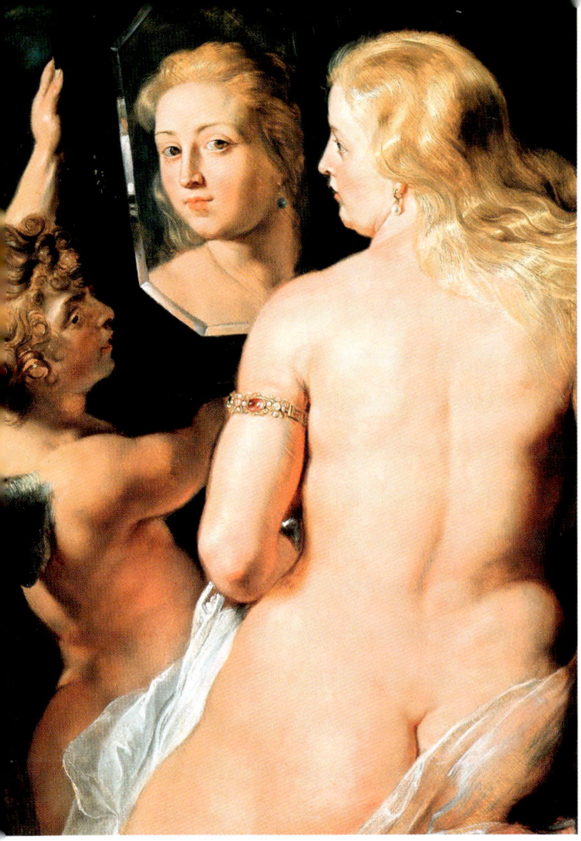

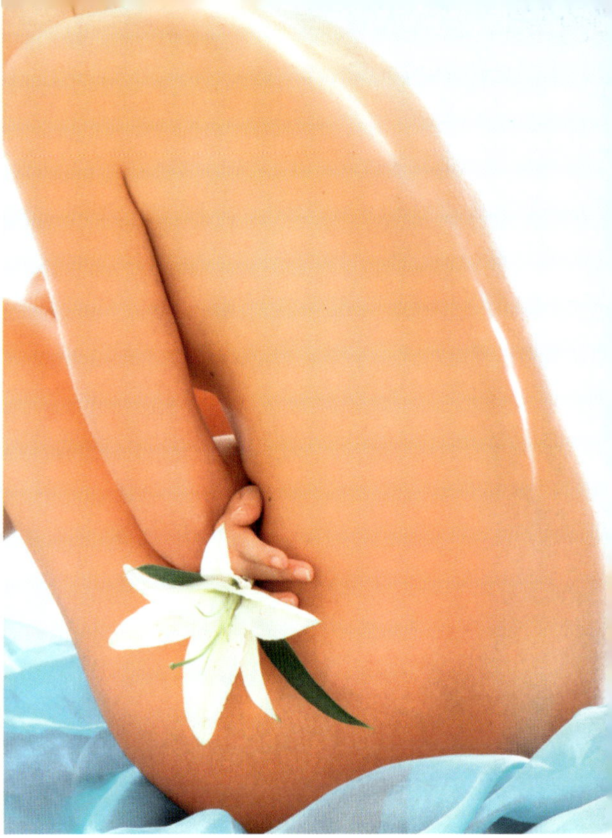

Das Schönheitsideal hat sich in den letzten Jahrhunderten deutlich gewandelt.

In der westlichen Gesellschaft kommt es zu einem zunehmenden Transzendenzverlust, denn die Menschen wenden sich mehr der ihnen anvertrauten Erde hin. Entsprechende Veränderungen kann man auch – wenngleich zögerlich – bei einigen Führern großer Industrieunternehmen und bei Politikern beobachten: Demokratische Strukturen und das Recht des Einzelnen ersetzen das Unterordnen unter die Gemeinschaftsziele.

Im körperlichen Bereich wird der Kontakt Mensch-Mensch von der Schönheit geprägt sein – das Schönheitsideal hat sich jedoch gewandelt. Wenn wir mittelalterliche Bilder ansehen, so überwiegen meist die übergewichtigen Idealbilder von Schönheit, während heute zunehmend der muskulöse Körper im Trend liegt. Der Mann wurde früher als Arbeitskraft ausgebeutet, der Geist der ausgehenden Industriegesellschaft brauchte keinen schönen und kräftigen Körper, sondern war mit dem Abrieb von Arbeitskraft zufrieden. Jetzt wird aber die Körperkraft nur noch in geringerem Umfange für körperliche Arbeit gebraucht. Stattdessen entwickelt sich eine Ästhetik der Kraft, die die Menschen für Entscheidungen und Beziehungen einsetzen können: Diese Ästhetik kann den Mann wie eine Aura umgeben und bei der Frau muss sie nicht unweigerlich zu einem Verlust der Weiblichkeit führen.

Diese neue Ästhetik ist unpolitisch und dient dem Einzelnen in seiner Beziehung zur Gesellschaft. Wünschenswert wäre eine Rückbesinnung auf »Mens sana in corporae sano« im lateinischen Sinne (Ein gesunder Geist lebt in einem gesunden Körper). Die neue »Leichtigkeit des Seins« ergibt sich demnach aus den Eckpunkten: normales Gewicht, leistungsbereite Muskulatur, trainierter Kreislauf und ein freier Geist.

Inner Image – das innere Bild

Jeder Mensch hat aus seiner Jugendzeit, als sich die eigene Persönlichkeit in den Entwicklungsjahren um und nach der Pubertät entwickelte, ein »Inneres Bild« von sich aufgebaut: Wer möchte ich sein? Wie möchte ich aussehen? Mit diesem Bild von sich selbst entwickelt sich zugleich das Bild des Partners – beim Mann das »Anima-Bild«, bei der Frau das »Animus-Bild«.
Viele Jugendliche identifizieren sich mit Idolen und eifern diesen eine Weile nach. Dann kommt der »Ernst des Lebens«, der meist mit einem Verlust der Ideale einhergeht. Karriere, Familie, Konsum und Genuss aus zweiter Hand (Second-hand-Leben) verdrängen zunehmend das eigene Bild. Die Illusionen verschwimmen langsam, das »innere Bild« verschwindet aus dem Bewusst-

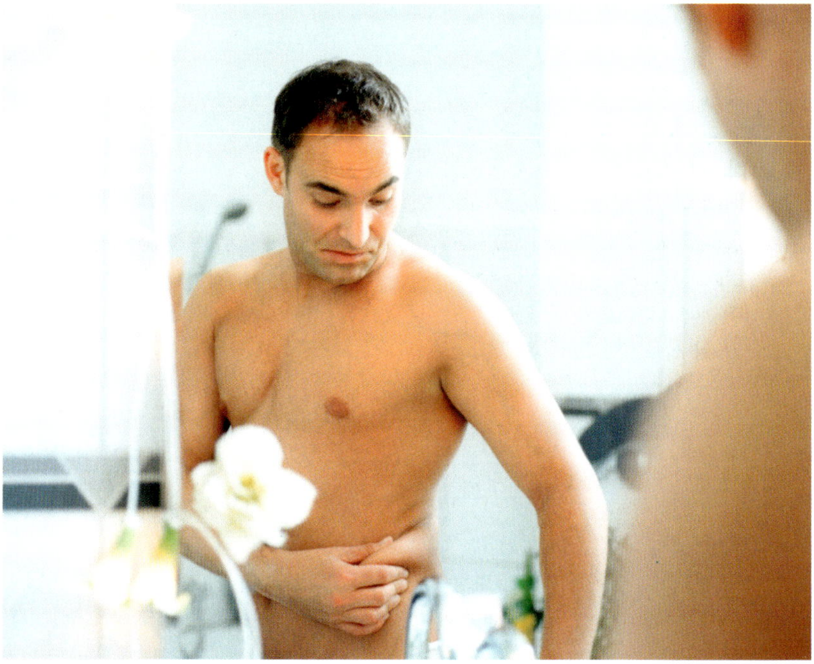

Stellen Sie sich nackt vor den Spiegel und entwickeln Sie ein illusionsfreies Bild von sich selbst.

sein. Zunehmend kommt es zu einem Verlust von »Eigenzeit«: Wir opfern immer mehr Zeit immer mehr anderen Menschen, Sachzwängen, Geschäften und Terminen.

Der gegenwärtige Zeitgeist – getragen von dem Wohlstand unserer Gesellschaft und der Fitnesswelle – unterstützt aber zunehmend eine Rückbesinnung auf Inhalte, die jeder für sich selbst gestaltet. Wer seine »Eigenzeit« zurückgewinnen will, um Zeit für sich und seine eigenen Kraftquellen zu haben, sagt »Ja« zu sich selbst und »Nein« zu demjenigen, der anderen »Lebenszeit« wegnimmt.

So entdecken Sie Ihr Inner Image

Machen Sie sich ein Bild von sich: Stellen Sie sich nackt vor den Spiegel und sehen Sie sich von allen Seiten genau an. »Scannen« Sie Ihren ganzen Körper, schauen Sie sich jede Körperregion genau an und prägen Sie sich die schönen aber auch die unschönen Stellen ein. Entwickeln Sie ein fälschungs- und illusionsfreies Bild von sich selbst und verinnerlichen Sie es. Fragen Sie sich:

- Will ich so aussehen?
- Wie will ich aussehen?
- Kann ich mich leiden?
- Was finde ich gut an mir, was nicht so sehr?
- Kann ich erwarten, dass ein anderer meinen Körper leiden mag?
- Wie will ich in Zukunft aussehen?
- Bin ich jetzt bereit, etwas für mich zu tun?
- Bin ich bereit, mein Leben zu ändern?

Sie können auch Photos von Körpern sammeln, die so aussehen, wie Sie selbst aussehen wollen. Wie weit Sie dabei gehen wollen, ist zunächst belanglos. Scheuen Sie keinen Vergleich und haben Sie keine Angst, dass Wünsche in Ihnen hochkommen können, die Sie jahrelang verdrängt haben. Sie müssen ehrlich zu sich selbst sein und den Mut aufbringen, sich ein Vorbild zu setzen – ganz gleich wie es aussieht oder wie Sie selbst aussehen wollen. Wenn Sie einen Körper gefunden haben, der dem ähnelt, den Sie haben wollen, nehmen Sie das Foto und halten Sie sich an Ihr »Inneres Bild«. Sie werden staunen: Wenn Sie sich sechs Monate konsequent an die Regeln von »Tausche Fett gegen Muskeln« halten, werden Sie Ihrem Ziel schon sehr viel näher sein.

Tipp: Eine gute Auswahl von Körperbildern finden Sie übrigens unter http://www.bodyforlife.com/comp_corner.shtml

---

Wo ein Wille ist, da ist kein Fett!

- Tausche Fett gegen Muskel

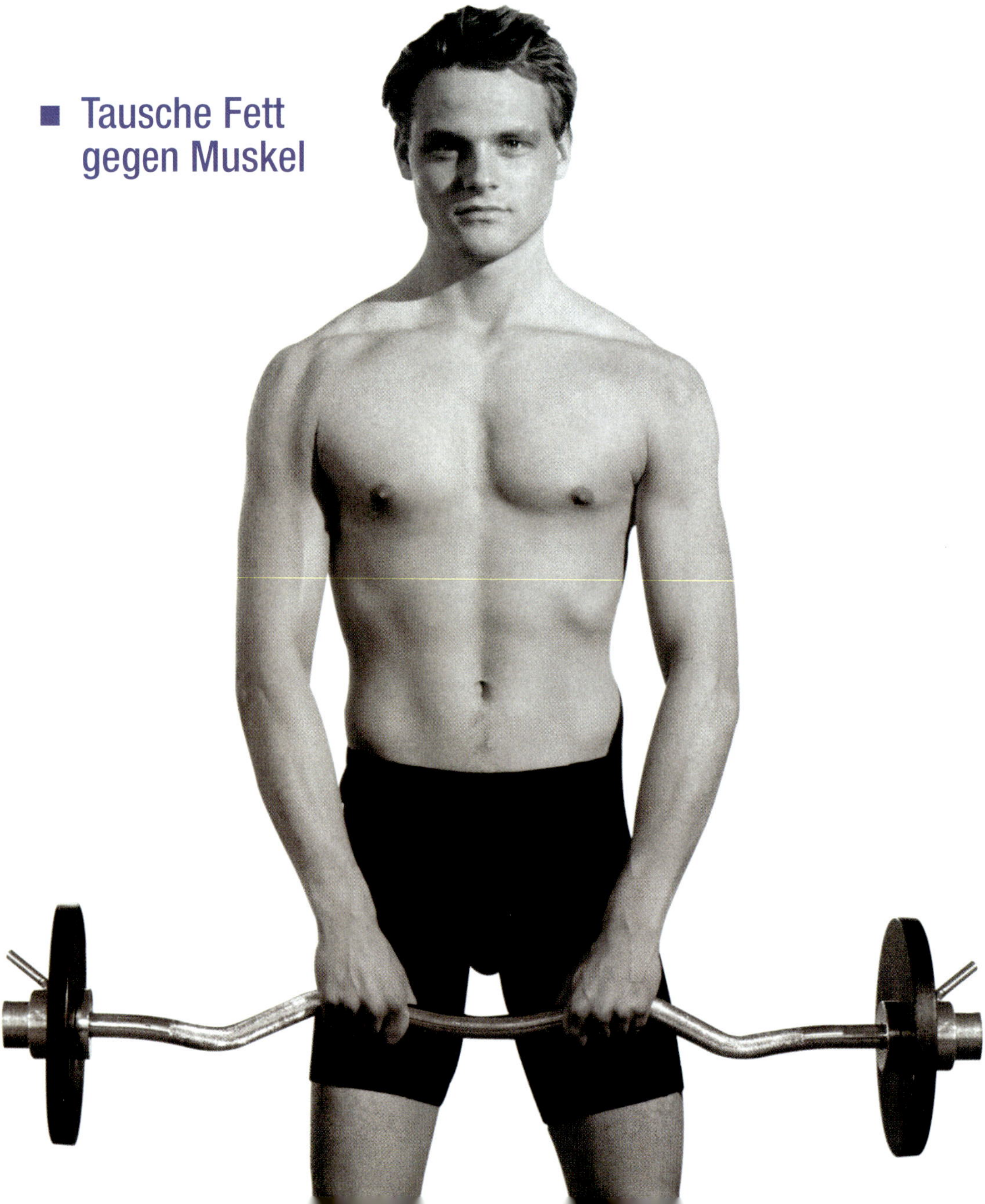

Viele Menschen klagen darüber, dass sie kaum etwas abnehmen:

- »Ich esse schon fast gar nichts mehr und nehme trotzdem nicht ab.«
- »Ich habe bei acht Tagen Nulldiät sogar zugenommen.«
- »Ich habe schon alle Diäten probiert, ich kann nicht abnehmen.«
- »Bloß keine Diäten mehr, lieber bleibe ich dick.«

Was ist an diesen Behauptungen richtig, was ist falsch? Warum nehmen Menschen zu? Warum nehmen sie nicht ab? Warum sind viele Menschen verzweifelt, wenn sie sich im Spiegel sehen und die Bemühungen, trotz aller Anstrengung abzunehmen, wie sie selbst meinen, scheitern? Dieses Scheitern an sich selbst macht viele Dicke so unglücklich, und da sie so oft Misserfolge hatten, auch misstrauisch.

Wie Übergewicht zustande kommt, lässt sich relativ einfach erklären. Und wenn man die Grundprinzipien verstanden hat, kann man sein Fettgewebe auch wieder loswerden: Wo ein Wille ist, da ist kein Fett!

Was bedeutet übermäßiges Fettgewebe für den Körper?

Wenn wir davon ausgehen, dass ein befriedigendes Körpergewicht ein Gewicht in Kilogramm sei, das identisch ist mit der Körperlänge (in Zentimeter) minus einem Meter, dann könnte ein Mensch mit 170 Zentimeter Körperlänge ein Gewicht von 70 Kilogramm auf die Waage bringen. Jedes Kilo mehr auf den Hüften wäre dann Übergewicht:

- Bei 80 Kilogramm sind es zehn Kilogramm Übergewicht.
- Bei 90 Kilogramm kommen 20 Kilogramm Übergewicht zusammen.
- Bei 100 Kilogramm sind 30 Kilogramm zu viel auf der Waage.

Zur besseren Vorstellung: Eine 10-Kilogramm-Hantel kann ein Trainierter beim Oberarmtraining bewältigen, 30 Kilogramm auf einer Langhantel sind für den Untrainierten gerade noch zu stemmen. Wer Übergewicht mit sich herum schleppt, trägt solche Lasten aber nicht nur einen kurzen Moment, sondern den ganzen Tag. Die Folge: Der Stoffwechsel und der Halteapparat sind stark belastet, der Körper muss sich ständig anstrengen, ohne einen Nutzen davon zu haben, und die dauernde Überforderung führt zu Ermüdung und vorzeitiger Abnutzung der Gelenke. Eine solche Mehrbeanspruchung des Körpers hat mit einem Training rein gar nichts zu tun.

Das Programm »Tausche Fett gegen Muskel« hat das Ziel, dass Sie mit Ihrem Spiegelbild ganz zufrieden sind.

Denken Sie nochmals an Ihr Spiegelbild und vergessen Sie für eine Weile Ihr eigentliches Gewicht. Denn das Programm »Tausche Fett gegen Muskel« hat nicht das Ziel, dass Sie abnehmen, sondern dass Sie mit Ihrem »Spiegelbild« zufrieden sind. Es kann durchaus sein, dass Sie in vier Wochen drei Kilogramm Fett verlieren und zwei Kilogramm Muskel aufbauen – Sie haben dann »nur« ein Kilogramm abgenommen und könnten enttäuscht sein: Die Waage kann lügen, der Spiegel nicht. Wichtig ist, dass Sie Ihr Fett verlieren und durch Aufbau der Muskulatur einen schönen Körper bekommen und dass Sie sich selbst wieder leiden mögen. Anstatt sich ständig zu wiegen, stellen Sie sich lieber vor den Spiegel und messen Ihren Körperfettanteil, denn schließlich wollen Sie das Fett loswerden: Ideal ist ein Körperfettanteil beim Mann von 10 bis 15 Prozent des Körpergewichts, bei der Frau sind es 15 bis 20 Prozent. Die medizinischen Fakten: Im Fettgewebe werden erhebliche Mengen von giftigen organischen fettlöslichen Toxinen gespeichert. Dies konnte man zeigen, als man solche Giftstoffe bei Menschen im Urin gemessen hat, die Gewicht verloren haben. Die ständige Freisetzung solcher Umweltgifte führt auf die Dauer zu Organschädigungen, insbesondere im Nervensystem und im Gehirn, dann aber auch zu Krebs. Fettgewebe ist also eine »Müllhalde«, die ständig Giftstoffe in den Körper zurückführt. Der fettarme Körper sieht daher nicht nur ästhetischer aus: Sie bewegen sich leichter, schlafen besser und sind im Endeffekt auch gesünder.

Welche Erbanlagen können die Ursache für Übergewicht sein?

Übermäßiges Fett hat eine deutlich erbliche Grundlage. Vier Ursachen kommen in Frage:

1. Bei einer bestimmten individuellen Erbanlage kommt es von Geburt an zu einer vermehrten Fettgewebsmenge.

2. Ein genetisch bestimmter Stoffwechsel im Fettgewebe führt zu einer vermehrten Fettaufnahme und zu einem vermehrten Wachstum der Einzelzelle (Hypertrophie). Jede einzelne Zelle füllt sich maximal mit Speicherfett, ohne dass sich in diesem Falle die Zahl der Fettgewebszellen vermehrt. Dadurch entwickelt sich ein großes Volumen an Fettgewebe.

3. Es gibt eine genetische Veranlagung im Gehirn, die dazu führt, dass die Appetithemmung gestört ist oder eine Appetitanregung nicht ausreichend

gebremst wird. Dadurch werden übermäßig Kalorien aufgenommen und im Fettgewebe abgelagert.

4. Einige Gene, also Erbanlagen, können die unwillkürliche Bewegung des Menschen kontrollieren. Diese unbewussten Bewegungen kontrollieren ihrerseits im Alltag die Energieabfuhr und bestimmen damit wesentlich, wie viele von den Kalorien, die wir aufnehmen, wir wieder in Wärme abgeben – wie viele unserer Kalorien also »verheizt« werden.

Es ist tröstlich zu wissen, dass Übergewicht eine stark genetische Komponente hat, denn dadurch wird man das Schuldgefühl los. Schuld weicht Verstehen und dadurch entsteht neuer Mut.

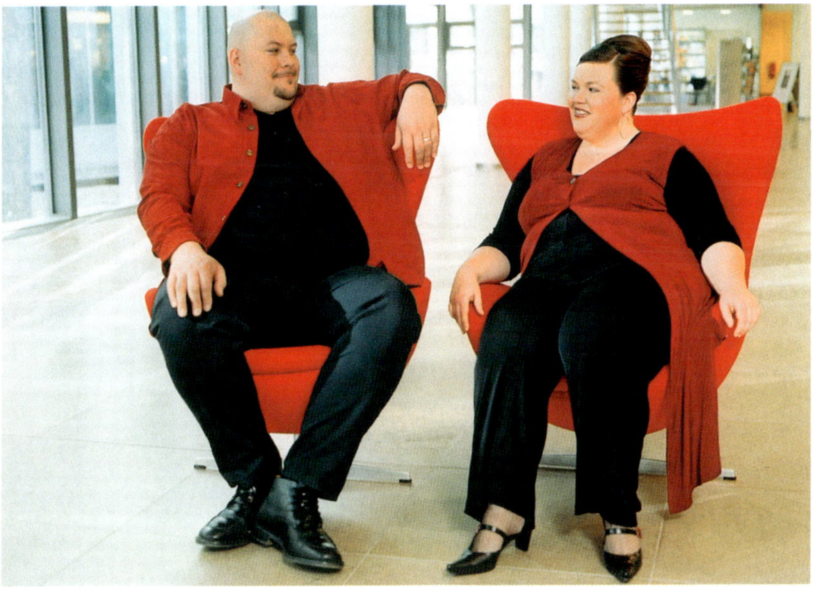

Übergewicht hat eine starke erbliche Komponente, trotzdem ist es kein Schicksal.

Zu wissen, dass das Erbe am Übergewicht mitbeteiligt ist, darf aber keine »faule« Ausrede sein, die dazu führt, dass man meint, das Übergewicht sei eben Schicksal. Schicksal ist das, was man selbst aus seinen Genen macht und nicht umgekehrt. Es wird bald die Möglichkeit geben, auf einem »Genchip« solche Erbveranlagungen feststellen zu lassen. Dann werden Sie noch gezielter an Ihr Fett herangehen können (siehe www.genosense.at), obwohl es dafür auch Skeptiker gibt.

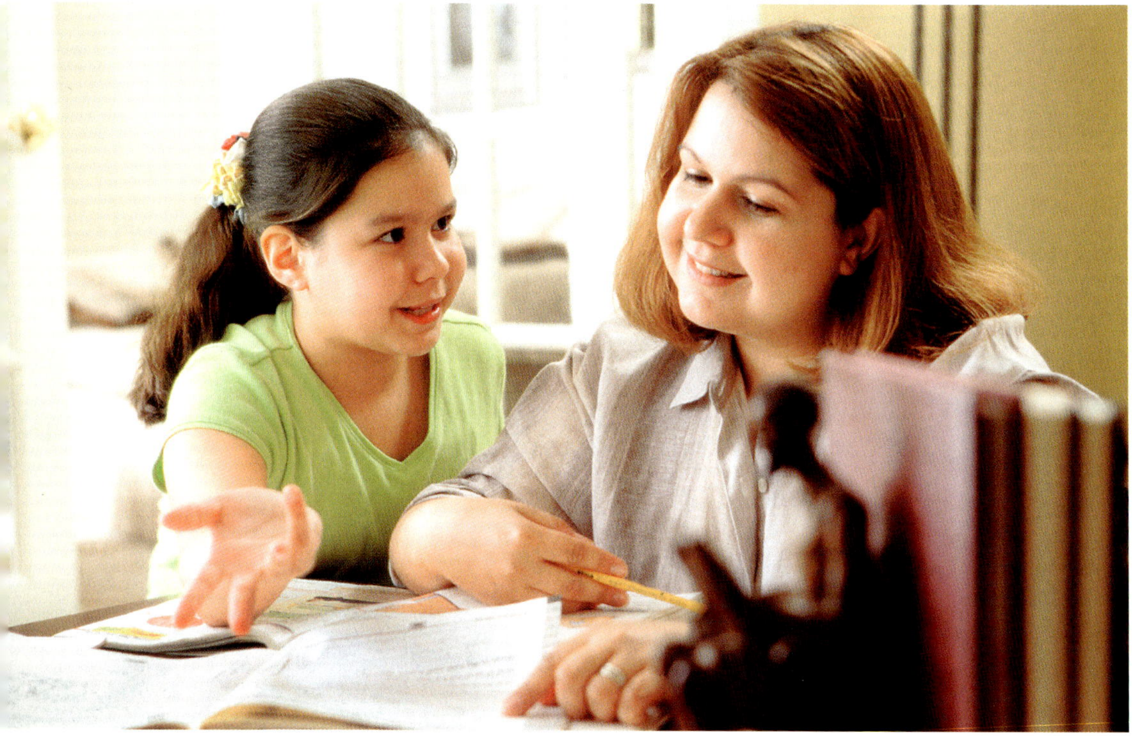

Außer den Erbanlagen spielt für die Entwicklung von Übergewicht auch das Ernährungsverhalten in der Familie eine Rolle.

Es gibt übergewichtige Familien und es gibt Störungen im Stoffwechsel der Fettzellen, die dazu führen, dass Sie leicht Fett speichern. Hormone können diese Erbanlagen günstig oder ungünstig beeinflussen:

- In seltenen Fällen neigen Menschen dann zu Übergewicht, wenn Sie eine Nebennierenüberfunktion haben und ständig unter Stress sind. Auch eine Störung der Schilddrüsenfunktion kann die Ursache sein.
- Bei vielen Frauen kommt es in der Pubertät, in der Schwangerschaft und bei der Pilleneinnahme zu einer ungewöhnlichen Fettgewebsvermehrung, die kaum wieder zu beseitigen ist.
- Bei Männern vermehren sich die Fettzellen, wenn der Körper nicht ausreichend viel von dem männlichen Hormon Testosteron oder von dem Nebennierenhormon DHEA (Dehydroepiandrosteron) herstellt.

Mit welchen Methoden Sie Ihr Hormonsystem untersuchen lassen können, erfahren Sie auf Seite 28.

Genetische Essstörungen

Viele Menschen kennen den Esszwang oder das ungenügende Sättigungsgefühl – auch das kann an den Genen im Zwischenhirn und an der Hirnanhangsdrüse liegen. Kleine Eiweißkörper, die so genannten Peptide, steuern das Essverhalten und die Sättigung im Gehirn. Über diese Hormone und ihre Wirkorte, die Rezeptoren, gibt es neue und spannende Befunde. Man kann nur hoffen, dass es bald Arzneimittel geben wird, die diese genetischen Essstörungen beeinflussen können. Die Medikalisierung des Übergewichts kann aber auch eine Gefahr darstellen.

Neuerdings ist das Hormon Leptin, das aus dem Fettgewebe selbst gebildet wird, von großem Interesse: Es sendet Signale ins Gehirn und scheint offenbar Sexualität und Fettgewebsstoffwechsel miteinander zu verbinden – in diesem Sinn ist auch der Spruch zu verstehen: »Ein guter Hahn wird nicht fett.« Die Wissenschaft geht dem Ganzen jetzt nach. Bis dabei jedoch etwas Brauchbares für den Alltag herauskommt, mag es noch eine Weile dauern.

Vielleicht haben Sie das ja auch schon mal beobachtet: Dicke Menschen sind gemütlich, sie ruhen in sich. Doch paradoxerweise, wenn auch seltener, können dicke Menschen auch sehr beweglich sein – und andersherum gibt es wiederum den dünnen »Zappelphilipp«.

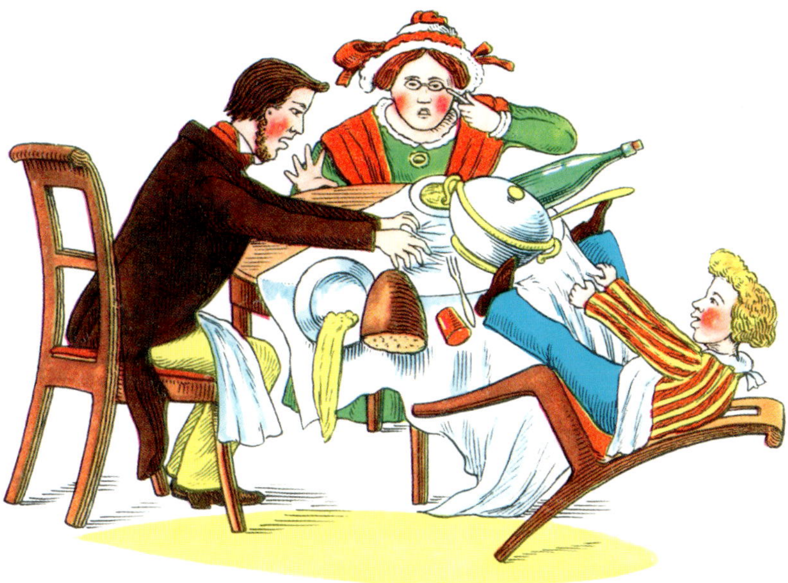

In der Geschichte vom Zappelphilipp macht der dünne Junge den Eltern jedoch Sorgen.

Neueste Untersuchungen zeigen, dass die genetische Steuerung der unbewussten Beweglichkeit ganz wesentlich mit dem Körpergewicht zusammenhängt: Dünne Menschen bewegen sich unwillkürlich viel mehr als Dicke und verheizen damit ihre Energie – übrigens kann die unwillkürliche Bewegung durch Koffein und Nikotin, aber auch durch andere Substanzen, so genannte Fettburner, die in die Wärmeproduktion eingreifen, angeregt werden (siehe Seite 27). Dies ist auch der Grund, warum Leute, die das Rauchen aufgeben, an Gewicht zunehmen können.

Das Fazit: Für viele Erbanlagen, die uns dick und dünn werden lassen, gibt es eine gute Erklärung. Es liegt aber an uns, was wir aus unseren Genen machen, denn Gene haben uns nicht voll in der Hand, sondern sie sollten »moduliert«, das heißt an- und abgeschaltet werden. Selbst krankhafte Erbanlagen kann man hoch- und runterschalten – und dabei spielt das Hormonsystem eine wesentliche Rolle.

Der Energiestoffwechsel

Wenn Sie den Grundumsatz im Rahmen des Programms »Tausche Fett gegen Muskel« steigern wollen, sollten Sie sich vorerst vom Arzt untersuchen lassen, um Erkrankungen auszuschließen, die den Energiestoffwechsel beeinflussen können.

Bevor Sie darangehen, Ihren Grundumsatz zu steigern, sollten Sie sich vom Arzt auf Störungen Ihres Energiestoffwechsels untersuchen lassen.

Da vor allem die Schilddrüsenhormone die Basiswärmeproduktion übernehmen, darf keine versteckte Schilddrüsenunterfunktion vorhanden sein – sonst können Sie den Grundumsatz nicht steigern. Synthetische Schilddrüsenhormone darf der Arzt jedoch nicht einsetzen, wenn keine Schilddrüsenunterfunktion vorliegt, da sie ganz allgemein in den Energiestoffwechsel eingreifen und auch Muskeln abbauen können, also genau das Gegenteil von »Tausche Fett gegen Muskel«. Dies wird immer wieder gerne getan – teilweise in hoher Dosierung –, ist aber sicher schädlich. Immer wird mit einem möglichen Fettabbau vor allem Muskel abgebaut.

Heute weiß man, dass die beiden Hormone Adrenalin und Noradrenalin den Grundumsatz steuern: Sie docken an den Signalstationen (Rezeptoren) auf der Oberfläche der Fettzellen an und geben die Informationen an eine zweite Informationsstrecke in die Zelle weiter. Zu diesen zweiten Informationsboten gehört zum Beispiel das zyklische Adenosinmonophosphat (CAMP). Es kann anschließend eine Eiweißsubstanz (die Proteinkinase A) binden, die die Fett auflösenden Enzyme stimuliert. So wird die Fettzelle zur Wärmeproduktion (Thermogenese) angeregt. Fettzellen verlieren das gespeicherte Fett, indem sich das Fettgewebe auflöst. Diesen Vorgang nennt man Lipolyse. Dabei werden Triglyceride frei, die durch ein Fett abbauendes Enzym (Lipase) zu Glyzerin und Fettsäuren abgebaut werden.

Vorsicht bei Fettburnern

Interessant ist, dass über den gleichen Stoffwechselweg, über den die Fettauflösung in den Fettzellen stimuliert wird, die vegetativen Hormone auch das anabole Muskelwachstum stimulieren können. Dies wurde zum Beispiel erreicht, indem man Tieren das Medikament Glenbuterol verabreichte, um deren Fleischproduktion zu verbessern. Glenbuterol war aber auch das kritische Medikament, das der deutschen Sportlerin Katrin Krabbe als Muskel stimulierende Droge diente, also zum Doping (siehe Seite 31 ff.).

In jüngster Zeit hat sich gezeigt, dass es drei verschiedene Typen von Rezeptoren für die vegetativen Hormone gibt, die so genannten Beta-1-, Beta-2- und Beta-3-spezifischen Rezeptoren. Gegenwärtig versucht die Industrie, fettzellspezifische vegetative Hormonsubstanzen herzustellen, so genannte betaselektive Agonisten. Solche Substanzen wären für Menschen mit Übergewicht, Diabetes, aber auch allgemein für den Muskelaufbau außerordentlich interessant. Vor allem die Stimulation des Beta-3-spezifischen Rezeptors verspricht Erfolge.

Da solche Substanzen gegenwärtig noch nicht zur Verfügung stehen, können Menschen mit starkem Übergewicht, die Muskel aufbauen wollen, nicht selektive Substanzen – wie zum Beispiel Koffein und Ephedrin (Fettburner) – verwenden. Solche Präparate kann man sich heute über das Internet ohne Arzt und ohne Rezept und Beratung bestellen, auch wenn sie in Deutschland nicht zugelassen sind (wie Xenadrine, siehe unten).

Wenn Sie unbedingt Fettburner verwenden wollen, sollten Sie zuvor Ihr Herz-Kreislauf-System gründlich untersuchen lassen, da gerade durch die Anwendung von nicht-selektiven Beta-Agonisten auch andere Systeme mit stimuliert werden: Es kann zu erhöhtem Blutdruck kommen, zu schnellem Herzschlag und zu Herzrhythmusproblemen. Vor allem das Präparat Reductil ist durch seine erheblichen Nebenwirkungen in Verruf geraten.

Sie sollten immer einen Arzt hinzuziehen, auch bevor Sie das Mittel über das Internet beziehen. Fragen Sie nach den Wirkungen und Nebenwirkungen der Präparate, auch wenn sie als Arzneimittel zugelassen sind.
Und glauben Sie nicht immer alles, was die Herstellerfirmen im Internet so schreiben. Unsinnig ist zum Beispiel das folgende Erfolgsversprechen:
»Bei hartnäckigem Übergewicht kann also die Wärmeproduktion zusammen mit dem Muskeltraining durch die Verwendung von Thermogenese-stimulierenden Substanzen (Fettburner) deutlich verbessert werden.«
Es stimmt auch nicht, wenn die Pharmaindustrie für ein Produkt mit den folgenden Worten wirbt: »Wer sein Gewicht reduzieren will, muss dabei nicht auf gutes Essen verzichten. Machen Sie sich das Abnehmen leichter.«

- Was sich zum Abnehmen unter fachkundiger ärztlicher Kontrolle tatsächlich bewährt hat, ist die Kombination von 20 Milligramm Ephedrin, 200 Milligramm Koffein und 100 Milligramm Aspirin.
- Empfehlenswert ist auch Xenadrine, dieses Präparat können Sie über die Internationale Apotheke aus Frankreich beziehen.

Fettburner sind vorzugsweise morgens nüchtern und vor dem Training einzunehmen. Allein vermögen diese Substanzen keinen Fettabbau herbeizuführen, sie sind nur in Verbindung mit einem Körpertraining wirksam. Nehmen Sie einen Fettburner also niemals ohne Training.

Das Hormonsystem

Da Frauen und Männer unterschiedliche Hormone produzieren, haben Sie auch andere Probleme beim Abnehmen. Für viele Frauen kommt hinzu, dass sie durch die Pille zunehmen: Denn wer die klassische Antibabypille nimmt, hat fast keine Chance, sein Gewicht dauerhaft zu reduzieren. Viele Gynäkologen verschreiben nämlich Verhütungspillen, die für alle Frauen die gleiche Menge von Östrogen und Gelbkörperhormon enthält. Doch es hat sich erwiesen, dass dieses Hormonangebot für einen Teil der Frauen über die Jahre zu hoch ist. Die Folge: Die Frauen nehmen langsam zu. Für andere Frauen wiederum ist die Hormonmenge zu niedrig, so dass es zu Störungen im Eierstock kommen kann, die damit einhergehen können, dass vermehrt männliche Hormone gebildet werden – und daraus resultieren dann ebenfalls Gewichtsprobleme.

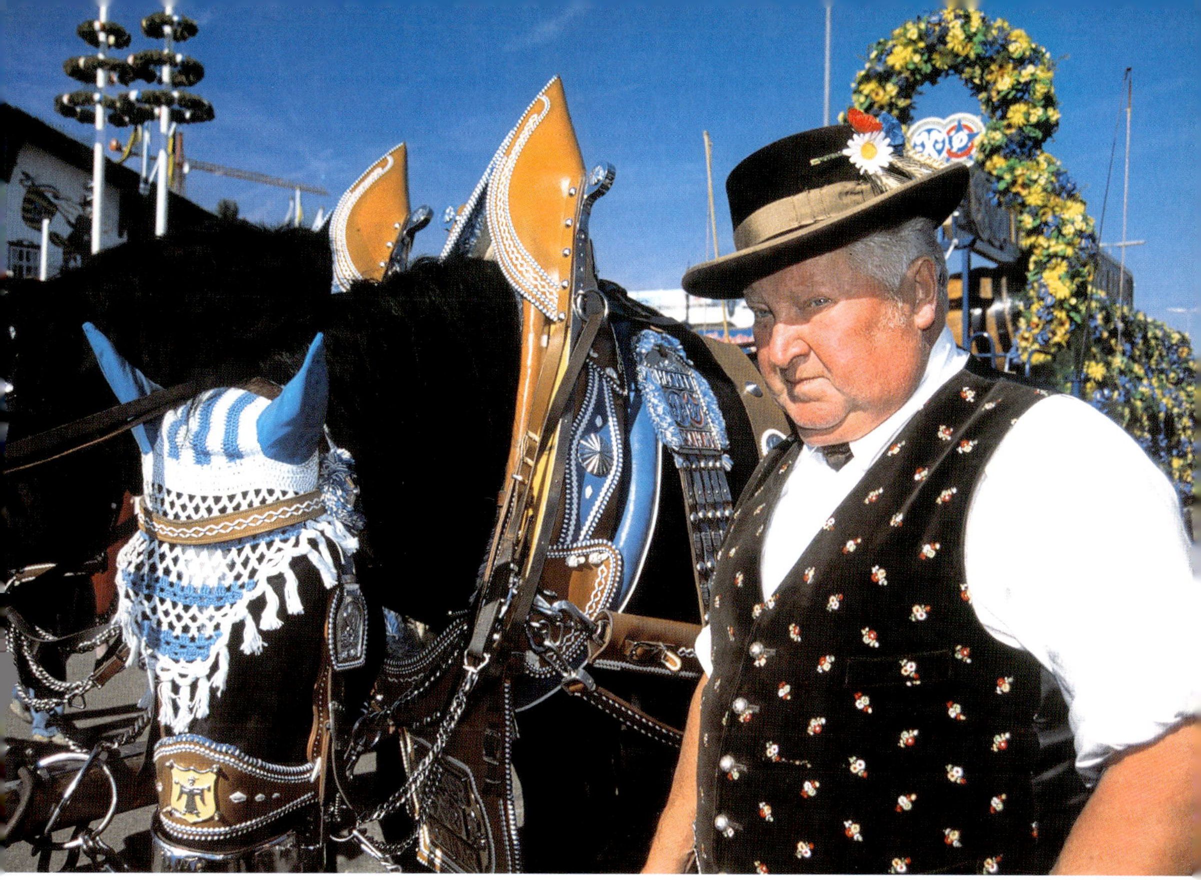

Vermehrtes Fettgewebe im Bauchraum führt bei Männern zum typischen »Bierbauch«.

Vor 40 Jahren – als die Pille bei uns auf den Markt kam – gingen die Mediziner davon aus, dass 150 µg (Mikrogramm) Pillenöstrogen die »richtige« Menge sei. Die Menge an Pillenöstrogen wurde in den vergangenen Jahren auf ein Zehntel reduziert und damit ist die Gefahr des früher fast obligatorischen Gewichtsproblems geringer. Trotzdem ist es für die meisten Frauen schwierig, einen Arzt zu finden, der die individuell »richtige« Östrogenmenge für die Pille ermitteln kann. Welche Kriterien dabei zu beachten sind und warum die Monatsblutung für Frauen, die mit der Pille verhüten, überhaupt nicht notwendig ist, erfahren Sie im Buch »Absolut Frau« (Knaur, München 2003).

Nun zum männlichen Hormonsystem: Bei vielen, die ständig im Stress sind, ist die Hodenfunktion gestört. Zudem sammelt sich das Fett an den typisch männlichen Stellen – und zwar vor allem am Bauch. Das Fettgewebe wächst allein schon dadurch, dass die Nebennierenrinde bei Stress vermehrt Cortisol ausschüttet. Häufig ist der Wert am Abend zwischen 22 und 23 Uhr zu hoch.

Doch es gibt noch einen weiteren Grund: Durch die größeren Mengen an Cortisol wird im Zwischenhirn die Ausschüttung von Hormonen der Hirnanhangsdrüse gebremst, die den Hoden stimulieren. Die Folge: Das Gleichgewicht zwischen Östrogen und Testosteron ist dann gestört, weil die Menge an Östrogen so erhöht ist, dass es relativ zum männlichen Hormon überwiegt.

Die gestörte Balance von niedrigem männlichem Hormon zu hohem Östrogen macht das Fettgewebe unempfindlicher für Insulin und die Hormone des vegetativen Nervensystems, die die Wärmeproduktion regulieren. Hierdurch kommt es zu einer Vermehrung des Fettgewebes im Bauchraum selbst (Darmfett) und in den Bauchdecken: Es wächst der für übergewichtige Männer typische »Bierbauch«. Der komplexe Androgenmangel ist eine der Hauptursachen, warum Männer übergewichtig sind und darüber hinaus nicht abnehmen können.

Tipp: Leider gibt es bislang nur recht grobe Messmethoden, um zu ermitteln, wie stark die Cortisolmenge bei Stress ansteigt. Cortisol im Speichel können Sie bei jedem Laborarzt messen lassen.

Fragen Sie Ihren Arzt

Bevor Sie mit dem Programm »Tausche Fett gegen Muskel« beginnen, sollten Sie zum Endokrinologen gehen, um Ihre Hormonwerte überprüfen zu lassen. Bitten Sie auch darum, dass der Arzt die Bauchspeicheldrüse bezüglich der Hormonbildung von Insulin und C-Peptid ebenso untersucht wie die Regulation der Eierstöcke bei der Frau und die Hodenfunktion beim Mann.

Bevor Sie das Programm »Tausche Fett gegen Muskel« starten, empfiehlt es sich, von einem Endokrinologen Ihre Hormonwerte abchecken zu lassen.

Wenn der Mann das fehlende Testosteron nicht ausreichend durch Medikamente ersetzt, wird ihm das Abnehmen kaum oder nur mühsam gelingen – und zwar auch dann, wenn die Zusammensetzung des Essens stimmt und er regelmäßig Ausdauersport betreibt und seine Muskeln trainiert. Denn Fettabbau und Muskelaufbau im Testosteronmangel schließen sich fast aus.

Das Testosteron kann dem Körper auf verschiedene Weise zugeführt werden: Injektionen wurden bis vor kurzem verwendet, weil es nichts anderes gab. Jetzt gehören sie der Vergangenheit an, niemand sollte sich auf diese Weise noch Hormon zuführen. Zum Doping benutzen einige Bodybuilder weiterhin Injektionen mit hohen Dosen, aber beim normalen Hormonersatz kommt das nicht in Frage. Besser ist es, Testosteroncreme zu verwenden, da hierüber der normale Tagesrhythmus am besten nachgeahmt werden kann. Auch die neuen Testosterongele, die jetzt in den Handel gekommen sind, eignen sich für die natürliche Hormonzufuhr.

Hinzu kommt, dass es Gel und Creme mit einer steuerbaren Testosteronkonzentration gibt, sodass man in den oberen Normbereich kommt, ohne den Hoden über eine Bremsung der Hirnanhangdrüse völlig abzuschalten. Eine

Verkleinerung des Hodens darf nicht eintreten, dann war die Dosis zu hoch gewählt. Bewährt hat sich, den Hoden regelmäßig abzutasten: Wenn er kleiner oder weich wird, ist die Dosis zu hoch!
Besonderes Augenmerk sollte der Arzt auf die Vorsteherdrüse (Prostata) legen, denn sie ist das kritische Organ bei jeder Testosteronanwendung. Weitere Informationen finden Sie unter www.dhesch.de.

Nicht jede Hormongabe ist gleich ein Doping

Immer wieder berichten die Medien davon, dass Sportler bei der Dopingkontrolle »erwischt« wurden. Auch einige Bodybuilder kamen so in die Schlagzeilen. Doch nicht jede Hormongabe ist gleich ein Dopingfall, denn man unterscheidet grundsätzlich drei Anwendungsbereiche:
1. Natürlicher Hormonersatz: Wenn der Arzt einen Hormonmangel feststellt, kann man von außen Hormone zuführen, um diesen »Mangel« wieder auszugleichen. In diesem Falle spricht man von Hormonersatz. Solange man mit den Hormongaben im Normalbereich bleibt, hat der Hormonersatz mit Doping rein gar nichts zu tun.
Testosteron: Viele Männer, die ständig im Stress sind, haben zu wenig Testosteron im Blut – das Hormongleichgewicht ist gestört, weil die Nebennierenrinde vergleichsweise zu viel Cortisol produziert. Neuerdings gibt es pflanzliche und synthetische »Blocker« der Cortisolsynthese in Bodybuildingshops – wir raten jedoch zur Vorsicht, denn die Wirkung dieser Präparate ist weder klinisch nachgewiesen noch sind die Nebenwirkungen bekannt.
Auch ältere Männer bilden zu wenig Testosteron. Wünschenswert ist eine Konzentration zwischen 6 bis 8 ng/ml (Nanogramm pro Milliliter), der Normalbereich geht von 3,5 bis 12 ng/ml. Ein Hormonmangel liegt dann vor, wenn die morgendliche Testosteronkonzentration unter 3,5 ng/ml und der Abendwert bei 2 ng/ml liegen. Liegt der morgendliche Testosteronwert unter 5 ng/ml, so gelingt ein Fettabbau fast nie und ein Muskelaufbau gar nicht. Demnach ist es also eine vergebliche Liebesmüh, sich jahrelang zu quälen – mit einem höheren Testosteronspiegel wäre der Erfolg sicher.
Wichtig: Wenn ein Mann seinen Testosteronmangel mit synthetisierten Hormonen ersetzt, muss der Arzt die Hormonmengen im Blut regelmäßig kontrollieren, damit er nicht zu viel Testosteron gibt und den »normalen« Referenzbereich nicht überschreitet; aber auch eine Unterdosierung ist zu vermeiden.

Wenn der Testosteronspiegel zu niedrig ist, gelingt es nicht mehr, Muskeln auf- und Fett abzubauen.

Für den Hormonersatz bei der Frau gilt im Prinzip das Gleiche. Im Buch »Absolut Frau« (Knaur, München 2003) ist der Hormonersatz für die Frau sehr umfangreich und informativ dargelegt.

DHEA: Jahrelange Studien haben inzwischen gezeigt, dass ein Mangel an DHEA (Dehydroepiandrosteron), einem Nebennierenhormon, zu nachlassender körperlicher Leistung, Muskelabbau und Fettgewebsvermehrung führen kann. DHEA gilt als Vorstufe für Testosteron beim Mann und für Östrogen bei der Frau: Bei Konzentrationen unter 500 bis 800 ng/ml – besonders beim Mann über 50 Jahre – kann der Arzt DHEA ersetzen, beginnend zum Beispiel mit 25 Milligramm, um dann auf 50 Milligramm zu steigern. So bleibt man im normalen Referenzbereich, es handelt sich also um einen Hormonersatz und nicht um Doping.

Bitte bedenken Sie: Es gibt eine seriöse kritische wissenschaftliche Diskussion, die darauf hinweist, dass DHEA beim Mann kaum die erwünschten und versprochenen Wirkungen hat, die von so genannten Antiaging-Ärzten erwähnt werden und die rein spekulativ sind – also Vorsicht.

Bei der Frau wirkt DHEA ganz anders: Es kann sich positiv auf die Stressfähigkeit, die körperliche Leistung und die Emotionen auswirken, und es wurde berichtet, dass sich dadurch die Stimmung und das Wohlbefinden verbessern können.

Wachstumshormon: Etwa vom 50. Lebensjahr an produziert der Körper immer weniger Wachstumshormon und wahrscheinlich gehen dann mit der Zeit auch die wachstumshormonabhängigen Funktionen des Körpers verloren.

Unter Medizinern gibt es immer wieder Diskussionen, ob der Mangel an Wachstumshormonen ersetzt werden soll oder nicht – und zwar speziell dann, wenn es um den Fettabbau und den Muskelaufbau geht. Ich bin der Meinung, dass Wachstumshormon bei nachgewiesenem Mangel mit klinisch darstellbaren Folgen versucht werden kann. Die optimale Dosis lässt sich heute jedoch noch schwer bestimmen. Die Erfahrung zeigt: Je später man mit dem Ersatz beginnt, desto weniger erreicht man mit dieser Maßnahme.

Getestet wird dafür IGF-1, der Vermittler der Wachtumshormonwirkung: Wenn er deutlich unter der Altersnorm liegt, kann man für drei Monate einen Versuch mit täglich langsam steigenden Dosen an Wachstumshormon machen. Zur Kontrolle werden die Werte ständig im Labor gemessen. Ziel der Behandlung ist es, mit dem IGF1-Wert in den Bereich eines 30-Jährigen zu kommen.

Tipp: Bei »Hommage Konstanz« können Sie ein Protokoll für den sachgerechten Ersatz mit Wachstumshormonen erhalten. Für eine Therapie müssen Sie mit 300 bis 400 Euro pro Monat rechnen. Weitere Informationen finden Sie im Buch »Absolut Mann« (Knaur, München 2001) und unter www.dhesch.de.

Nur bei fachkundiger Kontrolle

Die wissenschaftlichen Ergebnisse des Wachstumshormonersatz sind unter Experten umstritten. Deshalb müssen sich Frauen und Männer zusammen mit ihrem Arzt entscheiden. Mögliche Vorteile: Bei einigen Anwendern konnte ich beobachten, dass sich deren Haut allmählich glättete, in solchen Fällen ergibt sich also »nebenbei« ein Antiaging-Effekt. Darüber hinaus stellen die Anwender fest, dass sie das Bauchfett schneller abbauen können.

Erkundigen Sie sich sehr genau bei Ihrem Arzt, ob er auch alle Voraussetzungen für einen sachgemäßen Hormonersatz erfüllen kann: In der gegenwärtigen Situation sollte das Wachstumshormon nur im Rahmen eines Studienprotokolls erfolgen, dazu gehört die Überwachung der Dosis und des Nutzens ebenso wie die Risikokontrolle. Ein Wachstumshormonersatz ohne fachkundige Kontrolle, wie er in einigen so genannten Antiaging-Kliniken angeboten wird, ist riskant und oft nahe am Betrug.

Schilddrüsenhormone: Nicht selten – bei der Frau häufiger als beim Mann – findet man fast stumme Schilddrüsenentzündungen (Immunthyreopathie), wobei die Antikörper selbst das Fettgewebe stimulieren können. Für die Laboruntersuchung sollte der Arzt den sonst nicht mehr nötigen TRH-Test anwenden. Häufig lässt sich dann eine Schilddrüsenunterfunktion (Hypothyreose) feststellen. Ohne eine ausreichende Konzentration von Schilddrüsenhormon ist die Wärmeproduktion in den Zellen (Mitochondrien) vermindert, das heißt der Organismus wird seine Energie nicht los.

In solchen Fällen hat es sich als besonders hilfreich erwiesen, als Ersatz eine Kombination von Thyroxin (T4) und Trijodthyronin (T3) zu wählen. Darüber hinaus muss man bei Übergewichtigen einen Zuckerbelastungstest durchführen, um eventuell eine Zuckerstoffwechselstörung rechtzeitig zu erkennen. Oft begleitet diese das Übergewicht, kann aber auch Ursache dafür sein. In jedem Fall bessert sich ein solcher Typ-II-Diabetes durch Gewichtsabnahme und Training. Ein therapeutischer Eingriff ist aber nur dann sinnvoll, wenn der HBA1-Wert über 6,5 Prozent liegt.

2. Hormonbehandlung: Wenn Männer einen Hodenschaden und in dessen Folge häufig eine allgemeine Leistungsminderung, nachlassende Sexualität, Depressionen und eine Osteoporose nach Mumps bekommen, sind Hormonbehandlungen mit höheren Dosen – zum Beispiel 250 Milligramm Testosteron alle drei Wochen – möglich. Das Hormon wird immer noch intramuskulär injiziert, aber auch hier ist eine höhere Hormondosis mit Gel heute die Standardtherapie.

Die regelmäßige Zufuhr hoher Hormondosen fällt unter Doping und hat mit Hormonersatz nichts zu tun.

Die Injektionsmethode ist schon veraltet, weil die Testosteronmenge in der ersten Woche zu hoch liegt, also im »Dopingbereich«. In der zweiten Woche ist

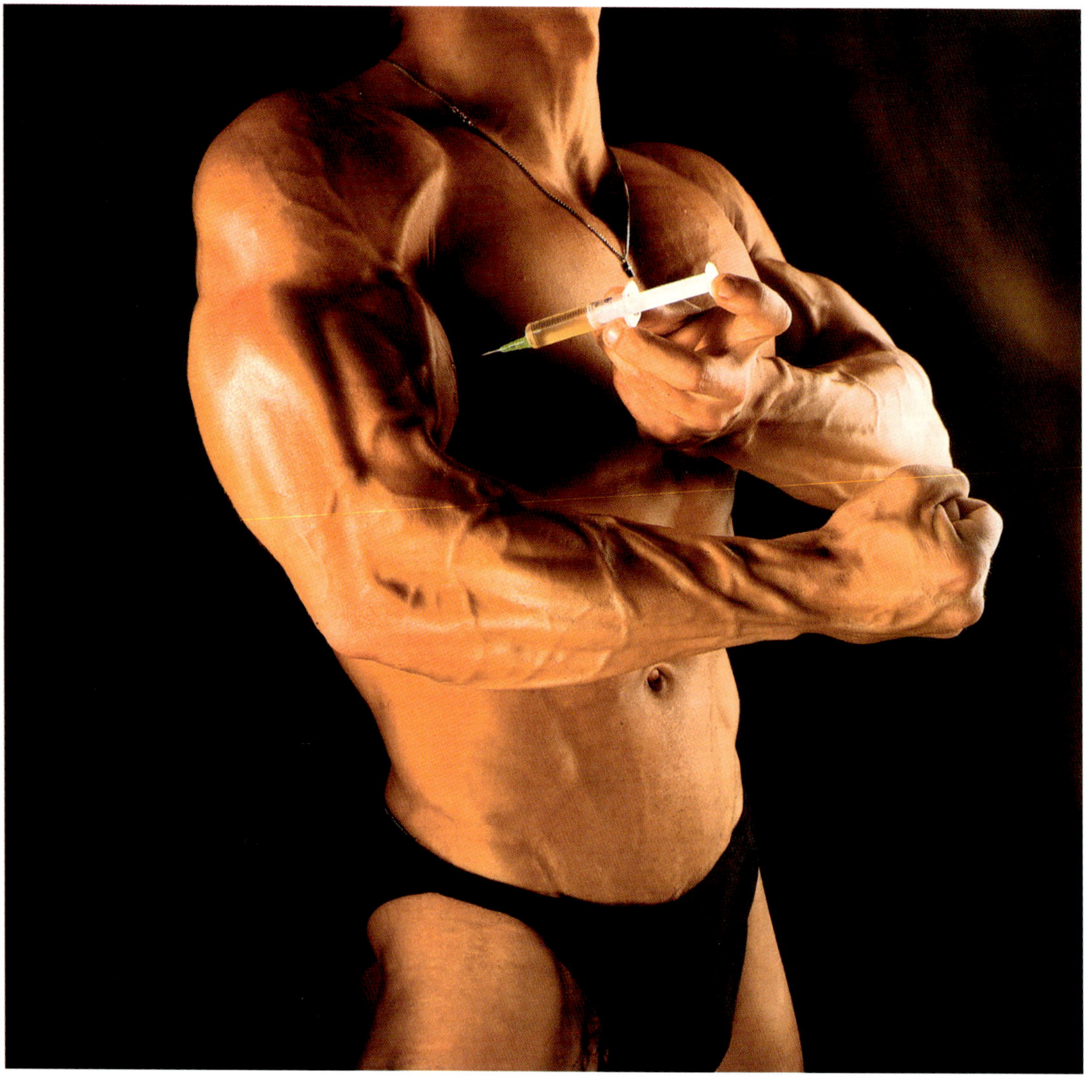

die Menge angemessen, aber in der dritten Woche »leidet« der Mann, weil er zu wenig Testosteron im Blut hat. Da nur der Arzt bzw. die Arzthelferin Spritzen verabreichen darf, eignet sich diese Methode nicht für den natürlichen Hormonersatz im Lifestyle-, Sport- und Trainingsbereich.

3. Doping: Wenn Sportler künstliche männliche Hormone in Mengen von 250 bis 1000 Milligramm pro Woche zu sich nehmen, fällt das unter den Begriff Doping: Solche Eingriffe in die menschlichen Körperfunktionen sind gesetzlich verboten und haben mit dem Hormonersatz nichts zu tun (siehe auch Biochemisches Institut der Sporthochschule Köln, IOC akkreditiertes Labor für Dopinganalytik, www.dopinginfo.de).

Zur Verhütung beim Mann werden übrigens ähnliche Mengen an Testosteron empfohlen: Interessant ist dabei, dass dieselben Experten, die das Doping verdammen, nunmehr verkünden, solche Dosierungen hätten keine Nebenwirkungen – das ist eine zweifelhafte Doppelmoral von Experten und Gremien.

Was sind Anabolika?

In der Diskussion ums Doping taucht immer wieder der Begriff Anabolika auf. Diese im Sport verwendeten künstlich hergestellten Hormone gehen auf das Testosteron zurück. Bei diesem männlichen Geschlechtshormon unterscheidet man zwei Wirkweisen:

- Durch die androgene Wirkung werden die männlichen Geschlechtsmerkmale beeinflusst.
- Durch die anabole Wirkung kann in der Skelettmuskulatur mehr Eiweiß gebildet werden, der Körperfettanteil geht zurück und Muskeln können leichter aufgebaut werden.

Damit Bodybuilder mehr Leistung bringen können, versucht man bei der Herstellung der synthetischen Anabolika die anabole Komponente zu nutzen. Die androgene Wirkung bleibt jedoch als Nebenwirkung erhalten.

Wenn Sportlerinnen regelmäßig Anabolika einnehmen, können sie ihre Leistung sehr viel mehr steigern als Männer, die sich dopen. Der Grund: Der natürliche Testosteronspiegel von Frauen liegt wesentlich niedriger als der von Männern, eine höhere Konzentration durch das Doping wirkt sich deshalb bei ihnen mehr aus. Äußerliche Anzeichen bei Frauen können eine sehr tiefe Stimme und ein starker Bartwuchs bzw. eine vermehrte Körperbehaarung sein.

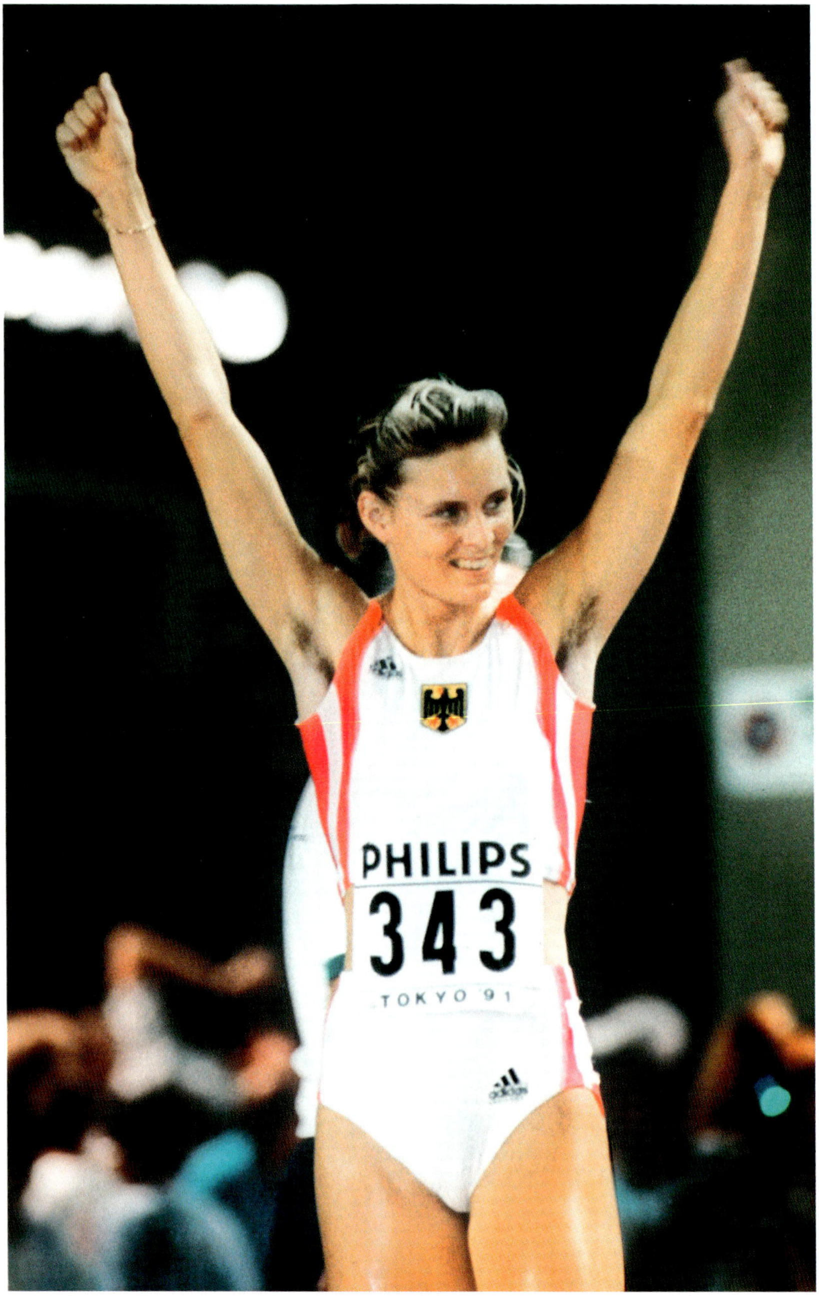

Die Leistungssteigerung mit Hilfe von Anabolika fällt unter Doping. Bei Katrin Krabbe wurde Glenbuterol als Dopingmittel festgestellt.

Lebensstil und Gewicht

Viele Menschen haben es aufgegeben abzunehmen, weil sie sich durch zahlreiche Misserfolge entmutigt sehen. Nach unserer Erfahrung gibt es aber niemanden, der nicht abnehmen könnte: Denn Fettgewebe ist keine Einbahnstraße! Grundlage jeder Strategie ist die Biographie des Menschen, also sein Lebensstil: Warum wird jemand übergewichtig, warum sind seine Muskeln schwach?

Feind Nummer 1: Der Alkohol

Wie schädlich Alkohol für das normale Gewicht und den ästhetischen Körper ist, wird schon allein durch die Energiemenge verständlich, die der Alkoholgenuss mit sich bringt: Denn Alkohol hat 7,1 Kalorien pro Gramm.

Zehn Gramm Alkohol finden sich zum Beispiel in einem Achtelliter Wein, einem kleinen Glas Bier oder einem doppelten Korn. Wenn Sie an fünf Abenden in der Woche jeweils einen Viertelliter Wein oder zwei kleine Biere (also jeweils 20 Gramm Alkohol) zu sich nehmen, kommen Sie damit auf 710 Kalorien – und diese Menge könnten Sie gut einsparen.

Beim übergewichtigen Mann verstärkt der Alkohol die weitere Fettgewebsvermehrung und das vor allem am Bauch, an den Därmen – das Ergebnis ist ein typischer Bierbauch. Das Alkoholfett im und am Bauch des Mannes und außen unter den Bauchdecken unterscheidet sich im Stoffwechsel deutlich vom reinen »angegessenen« Fett: Es ist nicht mehr so gut insulinempfindlich (Insulinresistenz), daher löst es sich auch so schwer wieder auf, der Insulinspiegel steigt an und produziert eine weitere Fettgewebsvermehrung, die in den Gefäßinnenhäuten und in der Mittelschicht der Gefäße dazu führen, dass sich das Gewebe vermehrt und die Gefäße verkalken. Die Folge ist Arteriosklerose, die Leber verfettet, Cholesterin und Triglyceride sowie Blutzucker steigen ebenso an wie die Harnsäure. Dadurch werden Gefäße, Knochen und Gelenke geschädigt, am schlimmsten sind allerdings die chronischen mehr oder weniger ausgeprägten Schäden am Gehirn und am Nervensystem.

Sehen Sie sich Männer an, die regelmäßig Alkohol trinken: Sie haben »keinen Hintern mehr in der Hose«, die Arme und die Beine sind im Vergleich zum restlichen Körper dünn geworden.

Wenn Sie nicht zu denen gehören, die Alkohol ganz schnell abbauen (auch dies ist eine besondere genetische Ausstattung), dann haben Sie alle Chancen, dass

Unserer Erfahrung nach werden Sie nicht abnehmen, wenn Sie auch nur kleine Mengen Alkohol trinken.

auch kleine Alkoholmengen sie schädigen können. Auf dem Gen-Risikochip für den Mann lässt sich die genetische Veranlagung demnächst testen und individuell bestimmen.

Die Deutsche Gesellschaft für Ernährung (DGE) verkündete zwar im Frühjahr 2000, dass bei Männern eine tägliche Menge von 20 Gramm Alkohol gesundheitsförderlich sei, bei Frauen sollen es zehn Gramm sein. Geringe Alkoholmengen seien gut für die Gefäße und damit für das Herz-Kreislaufsystem. Unsere Meinung dazu: Wer sechs Monate lang auf Alkohol verzichtet, wird garantiert Fett abbauen – eine gesundheitsschädliche Wirkung wird der Verzicht auf Alkohol auf lange Sicht nicht haben.

»Tausche Fett gegen Muskel« heißt sechs Monate keinen, und zwar keinen einzigen Tropfen Alkohol.

Viele Menschen haben Probleme damit, wenn sie von einem Tag auf den anderen weder Bier noch Wein anrühren und sogar auf den Begrüßungsschluck mit Prosecco oder Sekt verzichten sollen. Denn in unserer Leistungsgesellschaft gilt es gewissermaßen als Makel, wenn man nicht mehr mittrinkt: »Sind Sie krank?«, »Machen Sie auf gesund?«, »Vertragen Sie nichts mehr?« – so lauten dann die Kommentare der Kollegen und Freunde. Sie sollten sich gegen diese Sprüche wappnen, denn Verständnis zeigen viele Mitmenschen nur dann, wenn es sich um einen trockenen Alkoholiker bzw. eine schwangere Frau handelt. Sonst heißt es schnell: »Ach, ein halbes Glas bringt Dich doch nicht um!« Aus unserer Erfahrung hilft es, für den Verzicht auf Alkohol »weltanschauliche Gründe« anzugeben, auf die man im Detail noch nicht einmal genauer eingehen muss. Sagen Sie einfach, dass Sie ein »mentales und körperliches Trainingsprogramm« machen. Sie werden sehen, dass Sie mit einer solchen Devise voll im Trend liegen, denn nach einer Weile – wenn Sie schlanker und gesünder aussehen, besser sitzende Anzüge bzw. Kostüme tragen und wieder eine größere Ausstrahlung haben – werden Sie spüren, wie andere Sie für Ihr konsequentes Verhalten anerkennen und bewundern.

Wichtig: Ich plädiere hier nicht dafür, dass Sie Ihr Leben lang keinen Tropfen Alkohol mehr zu sich nehmen sollen. Unsere Empfehlung ist lediglich, dass Sie sich sechs Monate lang zurückhalten, um abzunehmen und sich wieder Ihrem Wunschbild anzunähern. Danach können Sie zu Ihren alten Gewohnheiten zurückkehren und ausprobieren, wie viel Alkohol Ihrer Figur tut. Wenn Sie merken, dass Bier, Wein & Co. wieder auf Bauch und Hüften schlagen, schieben Sie eben wieder eine Alkohol-Pause ein. Es zählt Ihr Spiegelbild. Leben Sie so, wie Sie aussehen wollen – dann sind Sie gesund!

So viel Energie nehmen Sie beim Essen und Trinken auf

Fett: 9,3 Kalorien pro Gramm

Alkohol: 7,1 Kalorien pro Gramm

Eiweiß: 4,1 Kalorien pro Gramm

Kohlenhydrate: 4,1 Kalorien pro Gramm

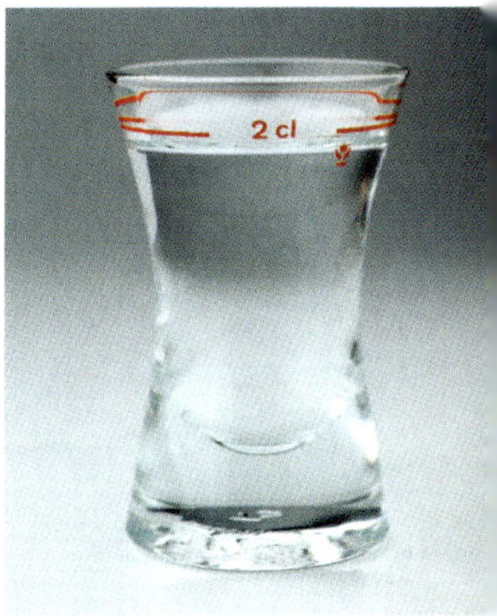

Ein doppelter Korn hat 10 g Alkohol – diese Kalorien können Sie gut einsparen.

Feind Nummer 2: Die Ernährung

Viele Menschen, die ein paar Pfunde zu viel auf die Waage bringen und nicht regelmäßig Sport treiben, essen schlichtweg falsch: Beim Programm »Tausche fett gegen Muskel« brauchen Sie sich nicht einzuschränken und wenig oder gar nichts zu essen. Sie müssen auch keine Diät machen, um einen ästhetischen Körper zu bekommen. Nulldiäten und Fasten sind sogar das widersinnigste, was es gibt, wenn man Gewicht abnehmen möchte. Denn der Organismus »reinigt« sich vor allen Dingen dann, wenn Sie die Fettdeponie abbauen und gesund leben.

Stellen Sie sich vor, dass in Ihrem Körper das »Energiemännlein« in einer Zentrale haust, die Ihre Nahrungs-, Energie- und Bewegungszustände ständig überwacht: In Wirklichkeit sind das viele genetische und vernetzte Hormon- und Stoffwechselwege, die keinen Kontakt nach außen, also zu Ihrer Lebensweise haben. Wenn Sie eine Diät machen oder hungern, signalisieren Sie der Zentrale in Ihrem Inneren: »Hungersnot, darben, Mangel, Notstand«.

Der gesamte Stoffwechsel wird darauf umgestellt, die Nahrung maximal auszunutzen und so wenig Energie wie möglich abzugeben. Sie sichern und »bunkern« Ihre vorhandene Energie, damit Sie ja nicht »verhungern«.

Wenn Sie in dieser Phase nur etwas Alkohol trinken, ein wenig mehr essen und sich nicht genug bewegen, werden Sie unverhältnismäßig Fett aufbauen – und das ist ja nun gerade der gegenteilige Effekt dessen, was Sie beabsichtig haben. Diesen berühmten JoJo-Effekt haben sich viele förmlich angehungert und antrainiert.

»Tausche Fett gegen Muskel« heißt: Tausche Diät gegen Muskel. Also: Essen Sie ausreichend, essen Sie sechsmal am Tag, essen Sie gut und essen Sie richtig.

Das Ernährungsprojekt

- Tausche Fett gegen Muskel

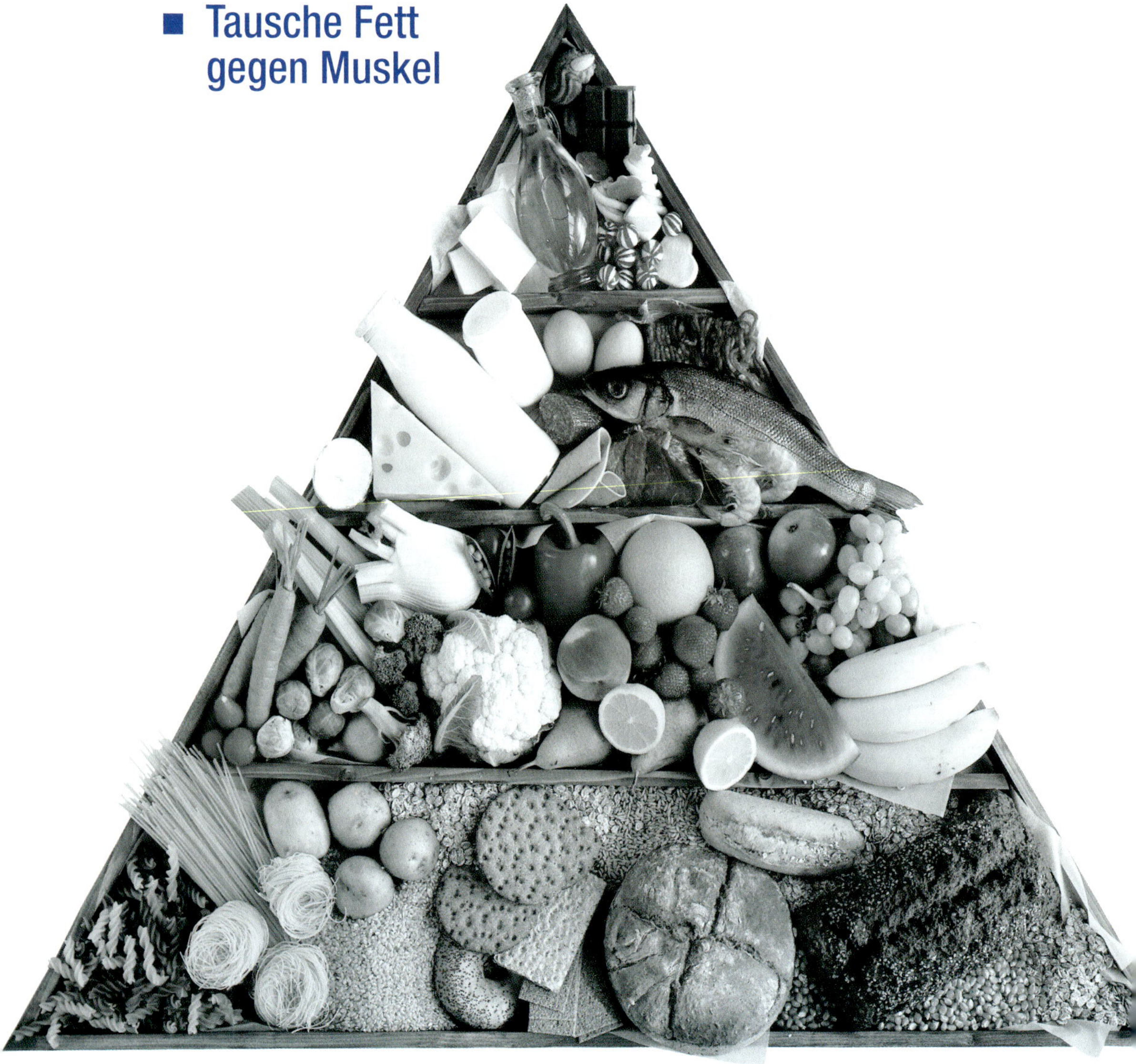

Fettgewebe können Sie nur abbauen, wenn Sie Ihre Nahrung anders zusammensetzen und mehr Kalorien verbrauchen – zum Beispiel durch ein regelmäßiges Training (siehe Seite 64). Was die »richtige« Ernährung anbelangt, so lebt eine ganze Industrie davon, Fertignahrungsmittel und Drinks sowie Nahrungsergänzungen anzubieten – doch sie helfen bestenfalls nur kurzfristig und lösen fast immer einen JoJo-Effekt aus.

Auch in den Medien kursieren auch allerlei Diäten und angebliche Erfolgsrezepte. Unsere Erfahrung mit ausgebildeten Diätberatern und so genannten Stoffwechselexperten ist leider unerfreulich. Denn noch immer beharren die meisten darauf, dass man nur weniger Kalorien und vor allem weniger Fett zu sich nehmen muss, um erfolgreich abzunehmen. Und dieser Irrglaube ist solchen Experten nicht auszutreiben.

Vergessen Sie all diese »Ratschläge«, machen Sie sich auf den Erfolgsweg und der führt nicht über das »Fett«. Im Gegenteil: Fett wird als Nahrungszufuhr benötigt, weil die Zellwand aus hoch differenzierten Fetten besteht.

Zucker ist nicht gleich Zucker

Wenn Sie das Fettgewebe Ihres Körpers abbauen wollen, müssen Sie die Kohlenhydrate insgesamt reduzieren und dürfen nur solche essen, die langsam abgebaut werden, die den Insulinspiegel nur wenig ansteigen lassen, das Sättigungsgefühl hervorrufen und dauerhaft anhalten lassen. So kommen Sie von dem höheren Niveau der »Fettverwertung« schrittweise wieder herunter, so dass das Fett als Energielieferant wieder herangezogen wird.

Dass die Kohlenhydrate der Schlüssel für »Tausche Fett gegen Muskel« sind, hat schon der amerikanische Ernährungsexperte Robert C. Atkins erkannt: Mit der »Dr. Atkins Diätrevolution« erregte er erstmals großes Aufsehen, später schrieb er weitere Bestseller über seine kohlenhydratreduzierte Ernährungsmethode.

Und auch von professionellen Bodybuildern und Fotomodels – und die müssen es ja wissen – habe ich gelernt, dass es nur eine Lösung gibt: Fett verlieren Sie nur, indem Sie sich kohlenhydratarm ernähren. Bei hartnäckigem Übergewicht dürfen keine kurzkettigen Kohlenhydrate mehr enthalten sein. Sie sollten auch Nahrungsmittel bevorzugen, die ausschließlich komplexe Kohlenhydrate enthalten.

»Tausche Fett gegen Muskel« heißt: kein Brot, keine Nudeln, keine Kartoffeln, keine Mehlspeisen, keine mit Zucker gesüßten Speisen für mindestens drei bis sechs Monate oder länger.

«Tausche Fett gegen Muskel« heißt: weg von der Waage, weg von Kohlenhydraten, weg von Rezepten und Vorschriften.

Viele Menschen, denen ich unser Ernährungskonzept das erste Mal erkläre, reagieren prompt: »Was soll ich denn dann essen?«, »Darauf kann ich nicht verzichten«, »Da bleibe ich lieber dick, etwas Lebensqualität muss doch sein«. Bei diesen Bemerkungen zeigt sich, dass Sie es eigentlich gar nicht so ernst meinen mit Ihrem Wunsch, wirklich abnehmen zu wollen. Aber so ist es nun mal: Wer langfristig abnehmen will, muss seinen Lebensstil verändern – daran führen kein Weg und keine Wunderpille vorbei.

Appetitzügler helfen kaum

Sie werden nicht jeden Morgen auf die Waage steigen und auch nicht nur nach vorgeschriebenen Rezepten leben. Denn es geht nicht an, dass Sie den alten Trott beibehalten und ihn nur durch ein »Medikament auf Rezept« ergänzen: Mit den neuen Lifestyledrogen Reduktil (Appetitzügler) und Xenical (Fettresorbtionshemmer) sind Sie auch nur dann erfolgreich, wenn Sie ihren Lebensstil ändern – wenn überhaupt. Diese Medikamente haben ihren Anfangsappeal schon stark verloren, wahrscheinlich wegen mangelnder Wirkung und nicht unerheblicher Nebenwirkungen. Unser Rat: Lassen die Finger davon weg.

Runter von der Waage und vor den Spiegel treten!

Wie viel Sie wiegen ist das Eine, wie schön Sie Ihren Körper finden ist aber viel wichtiger: Hören Sie also auf damit, sich jeden Morgen auf die Waage zu stellen, um dann doch wieder frustriert zu sein. Probieren Sie stattdessen folgende Methode aus und notieren Sie Ihre Beobachtungen mit Datumsangabe, so dass Sie es später immer wieder nachlesen können:

- Betrachten Sie sich ganz genau in einem großen Spiegel: Was mögen Sie an Ihrem Körper? Was nicht?
- Wie möchten Sie aussehen und wo fehlt's?
- Vergleichen Sie immer Ihr jetziges Bild mit Ihrem »Ideal«. Seien Sie realistisch, aber bedenken Sie auch: Sie können immer so aussehen, wie Ihr Körper sein soll – immer.
- Messen Sie Ihre Bund- und Gürtelweite bzw. zählen Sie die Löcher im Gürtel – wenn die Hose kneift, ist das schon ein Warnsignal.

Rechte Seite:
Verzichten Sie auf das tägliche Wiegen und vergleichen Sie lieber Ihren Körper mit Ihrem Idealbild.

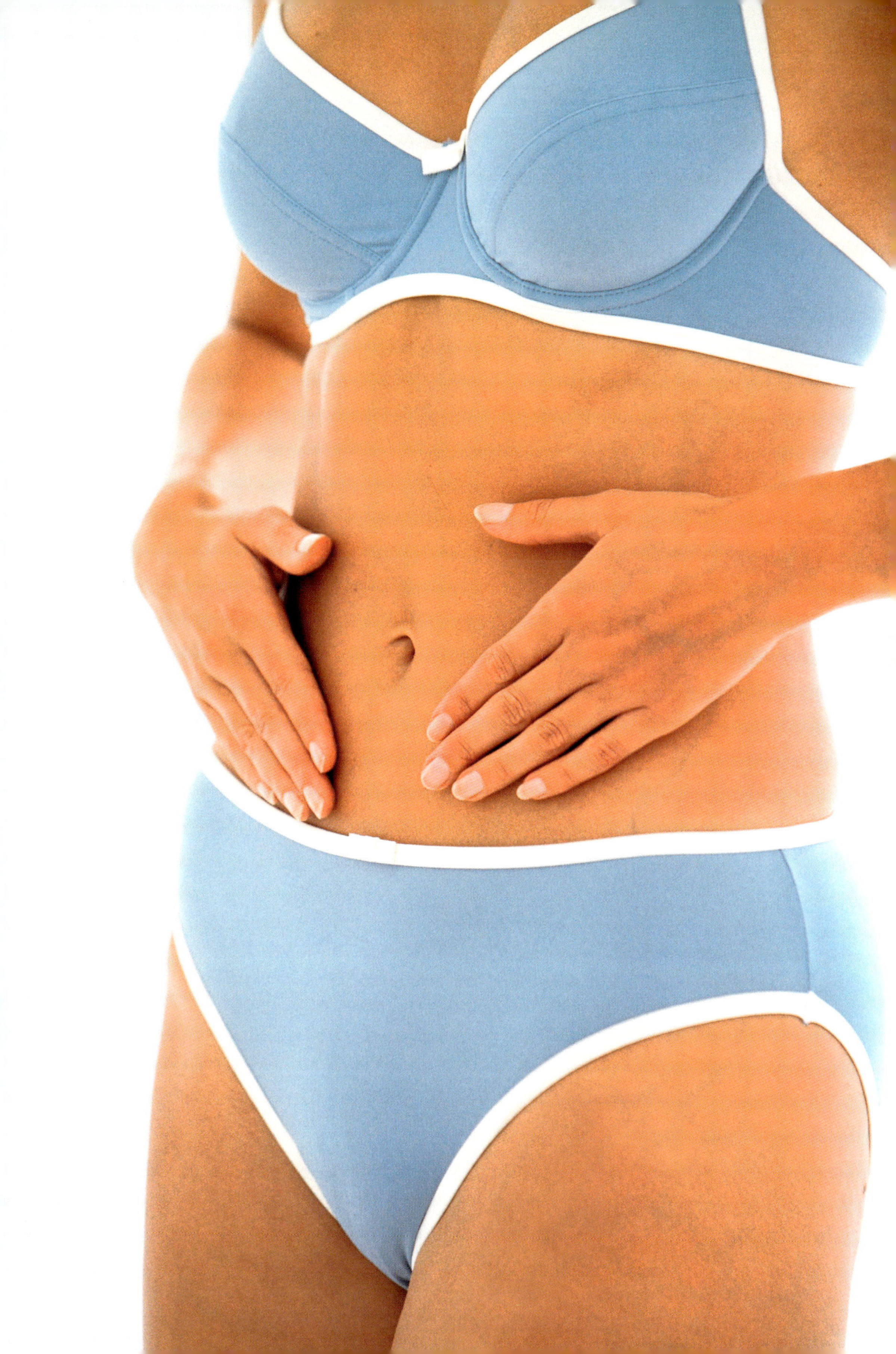

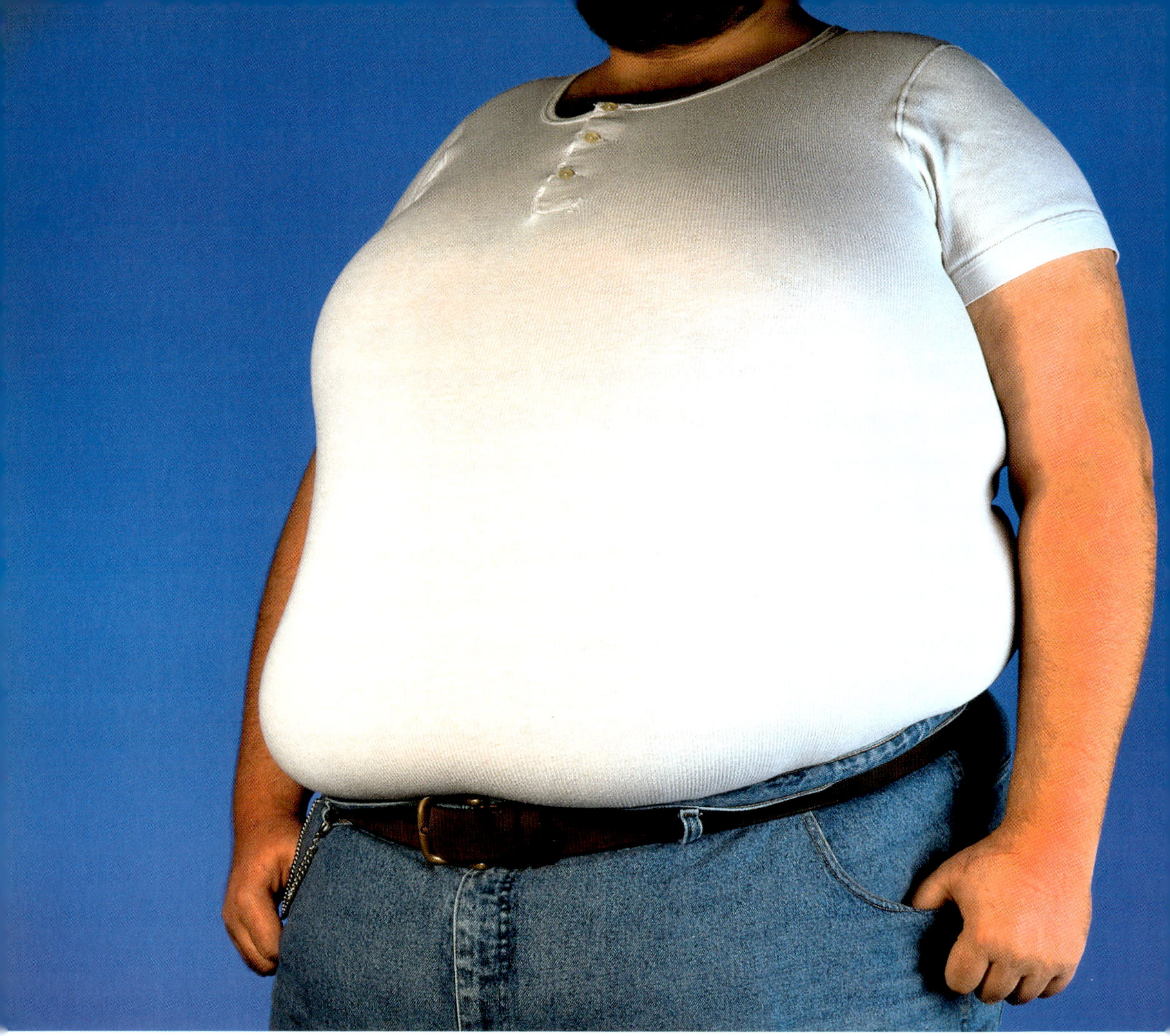

Wenn der Bauch über den Gürtel hängt, ist es höchste Zeit, etwas für Ihren Körper zu tun.

Erkunden Sie das innere Bild von Ihrem Körper

Bei dicken Jugendlichen habe ich immer wieder eindrucksvoll erlebt: Sie ziehen sich zurück, wollen sich zum Sport nicht ausziehen, bleiben in der Pubertät stecken, haben nur wenig Freunde und selten einen Partner oder eine Partnerin. Junge Menschen haben – im Gegensatz zu Erwachsenen – kaum Fluchtmöglichkeiten. Sie gehen noch in die Schule und können ihre Unzufriedenheit mit sich selbst lediglich als Streber oder als Klassenclown ausagieren. Andere Anerkennungsmöglichkeiten wie Karrierestreben, teure Markenklamotten und schnelle Autos kommen für sie (in der Regel) noch nicht in Frage. Wenn sie dann aber abnehmen und sich in ihrem Körper wieder wohl fühlen, erobern sie sich eine zuvor verschlossene Körperwelt. Sie gefallen sich und anderen wieder und können ihren ästhetischen Narzismus pflegen. Und sie haben es leichter, Kontakte zu knüpfen. Denn nur wer sich selbst attraktiv findet, kann auch eine (körperliche) Zuneigung von einem Partner erwarten – das alles gilt natürlich auch für Erwachsene.

Freilich dienen Fotomodels und Schauspieler als Ideale, aber jeder von uns hat neben solchen »Schaukörpern« auch ein »inneres Bild« von sich selbst. Wenn Sie dieses Inner Image anstreben und erreichen, geht es Ihnen wieder gut, weil Sie den dauernden Konflikt zwischen Ihrem innerem Bild und der Realität gelöst haben. Ihre Unsicherheit weicht und Sie haben kein Verlangen mehr nach einem Ersatzverhalten. Es entsteht eben jene Aura um Sie herum, die Kraft und Gleichgewicht ausstrahlt.

Wie entsteht Hunger?

Es gibt zahlreiche Theorien und wissenschaftliche Konzepte, mit deren Hilfe man Übergewicht und die Fettspeicherung in den Fettzellen erklären kann. Viele Forscher sind sich mittlerweile einig, dass beim Übergewicht mehrere Aspekte dafür berücksichtigt werden müssen:

- die Erbanlagen
- die hormonale Regulation von Appetit und Energieverwertung im Gehirn
- die Rückmeldung aus dem Fettgewebe zum Gehirn.

Bleiben die Fragen: Wie entsteht Hunger? Wann nimmt man zu viele Kalorien auf und wann wird man sie nicht mehr los? Wie kommt es, dass zu viel Energie zu Fett umgewandelt wird anstatt in den Muskel zu gehen? Wie kann man diesen Vorgang wieder umkehren?

Hunger und Nahrungsaufnahme werden wesentlich von der jeweiligen Verfügbarkeit von Zucker (Glukose) bestimmt. Genauer: Hunger und Sättigungsgefühl werden gesteuert durch das Anfluten von Zucker, die Höhe des Zuckerspiegels und den Abfall von Glukose im Zwischenhirn und im Hirnstamm, aber auch in der Leber.

Feinschmecker und Genussesser spüren eine wahre Lust am Essen: Sie erfreuen sich an der geschmackvolle Zubereitung der Speisen, deren Schönheit und deren Duft. Bei ihnen ist der Wunsch, das Essen und die Getränke zu genießen, größer als die Regulationskräfte von Hunger und Sättigung.

Wer jedoch das Sättigungsgefühl nicht zur Kenntnis nimmt und weiter isst, führt dem Körper Energie zu, für die er biologisch nicht vorbereitet ist. Wenn der Körper diese zusätzliche Energie nicht in Bewegung umsetzen kann, legt er die Kalorien in Fett ab, weil er »nicht weiß, was er sonst damit tun soll«.

Wichtig: **Achten Sie verstärkt auf Ihr Sättigungsgefühl. Wenn Sie dem Körper darüber hinaus Kalorien zuführen und diese Energie nicht in Bewegung umsetzen, legen Sie Fett an.**

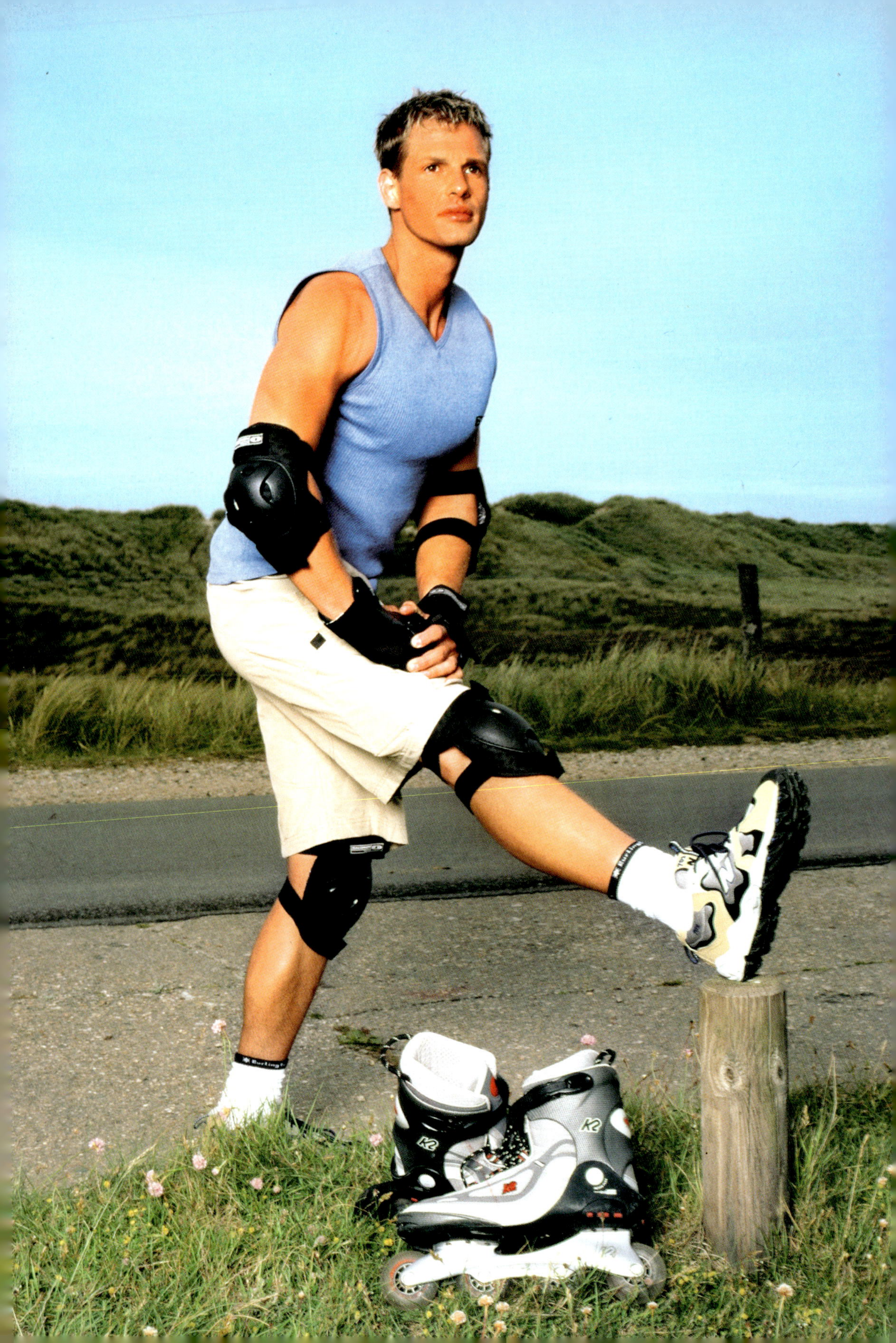
K2

Kurze Zuckerspitzen schütten viel Insulin aus, der Blutzucker fällt rasch wieder ab und es meldet sich erneut das Hungergefühl: Rasch abbaubarer Zucker fährt also den von Hunger und Zucker gesteuerten Stoffwechsel auf ein höheres Niveau. Man braucht immer mehr Blutzucker, um keinen Hunger mehr zu haben – und so schaukelt sich mit der Zeit der Stoffwechsel hoch. Die Energieverwertung und die Deponierung von Energie in Fett werden immer effizienter.

Wichtig zu wissen: Dicke essen nicht zwingend mehr als Normgewichtige, bisweilen sogar weniger. Aber ihre »Fettverwertung« – die Speicherung von Energie in Fett – ist viel wirksamer als bei Normalgewichtigen, denn ihre Wärmeabgabe aus dem Fettgewebe ist gestört.

Auffallenderweise fühlen sich dicke Menschen immer wärmer an als dünne. Sie schwitzen auch mehr, werden dadurch aber keine Energie los. Ob die Umgebungstemperatur für die Hungerauslösung (thermostatische Hypothese) in unserem Zusammenhang wichtig ist, darf bezweifelt werden. Auch spielen »Fettrezeptoren« (lipostatische Theorie) kaum eine Rolle.

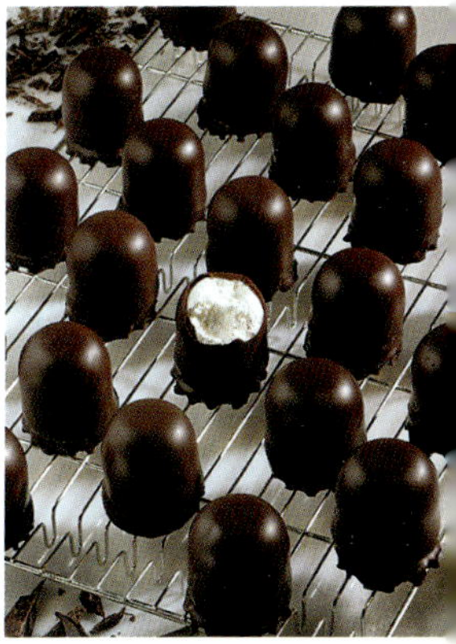

Süßigkeiten enthalten meist zu viel Fett und Zucker. »Tausche Fett gegen Muskel« heißt: Tausche Zucker gegen Muskel.

Der glykämische Index (GLYX)

Wie bei den Fetten gibt es auch »gute« und weniger günstige Kohlenhydrate. Am besten kann man die Stoffwechselqualität der Kohlenhydrate nach dem glykämischen Index einteilen (Glykämie = Zuckergehalt im Blut, Blutzucker): Dieser Index beschreibt die Wirkung, die ein Lebensmittel bzw. ein Kohlenhydrat auf den Blutzucker hat. Als Messlatte gilt die Glukose, die den glykämischen Referenzwert von 100 erhält. Wichtig: Die Zahl sagt auch etwas über das Sättigungsgefühl aus, das wir beim Essen bestimmter Nahrungsmitteln bekommen:

- Ein hoher glykämischer Index (über 70) besagt, dass das Lebensmittel bzw. das Kohlenhydrat – wie Glukose – nur einen niedrigen Sättigungsgrad hat und zu Heißhungerattacken führen kann. Der Grund: Es wird viel Insulin freigesetzt, der Stoffwechsel produziert nicht (Muskel-)Leistung und Energie, sondern Fette.
- Lebensmittel mit einem niedrigen glykämischen Index (unter 50) sind zu bevorzugen, weil sie den Blutzucker nicht erhöhen. So muss die Bauchspeicheldrüse nicht übermäßig viel Insulin produzieren, und das Insulin bleibt an der Muskulatur wirksam.

Linke Seite:
Sie bleiben länger fit und mobil, wenn Sie auf Kohlenhydrate mit niedrigem Glyx zurückgreifen.

- Wer einfach von Süßem nicht lassen will oder kann, wird feststellen, dass Fruktose – also Fruchtzucker – einen niedrigen glykämischen Index von etwa 25 hat. Das liegt im Bereich von Linsen, Magermilch und Kirschen.

Naschkatzen sei vor allem die »schwarze Schokolade« empfohlen, die ein wenig süß schmeckt: zum Beispiel »Lindt Excellence« mit 70 Prozent oder noch besser mit 85 Prozent Kakaoanteil. Sie sollten dazu jedoch einen Espresso trinken, denn dann wird das Kohlenhydrat reduzierte Essen zur Fett verzehrenden Droge!

Fazit: Mit Kohlenhydraten, die einen glykämischen Index unter 50 haben, können Sie Ihr Gewicht hervorragend steuern und trotzdem genussvoll essen.

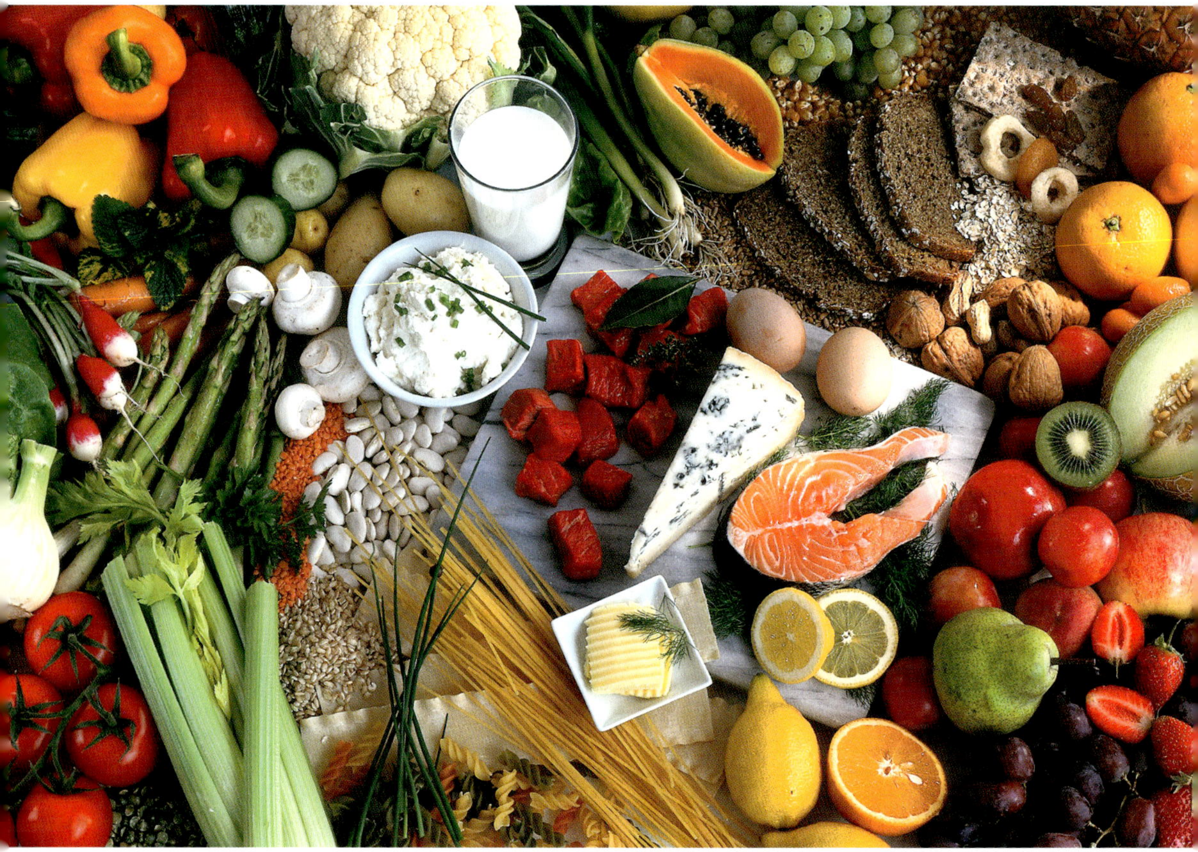

Frisches Obst und Gemüse sind nicht nur lecker, sondern machen dank ihrer wertvollen Ballaststoffe anhaltend satt.

Glykämischer Index

Empfehlenswert sind: Kohlenhydrate mit niedrigem glykämischen Index (≤ 50)		Vermeiden Sie: Kohlenhydrate mit hohem glykämischen Index (> 50)	
Vollkornbrot	50	Maltose (Bier)	110
Naturreis	50	Glucose	100
Basmatireis (Langkorn)	50	Bratkartoffeln	95
Erbsen aus der Dose	50	Pommes frites	95
Vollkornteigwaren (Vollweizen)	50	sehr weißes Brot (Baguette)	95
Spaghetti (al dente)	45	Kartoffelpüreepulver	90
Vollkorngetreideflocken ohne Zucker	40	Chips	90
Haferflocken	40	Honig	85
frischer Fruchtsaft ohne Zucker	40	Cornflakes, Popcorn	85
Pumpernickel	40	Wassermelone	75
100 Prozent Vollkornbrot	40	Riesenkürbis	75
Feigen, getrocknete Aprikosen	35	Schokoladenriegel	70
Wildreis	35	Salzkartoffeln	70
rohe Karotten	30	Coca-Cola, Limonade	70
Milchprodukte	30	Kekse	70
braune/gelbe Linsen	30	Mais	70
andere frische Früchte	30	Teigwaren, Ravioli	70
grüne Bohnen	30	Rosinen	65
Glasnudeln (Soja)	30	gezuckerte Konfitüre	65
Fruchtaufstrich (ohne Zuckerzusatz)	30	Banane, Melone	60
schwarze Schokolade (> 70 Prozent Kakaoanteil)	22	Langkornreis	60
Fructose	20	weißer Grieß	60
frische Aprikosen	15	Sandgebäck	55
Auberginen, Zucchini	<15	weiße Spaghetti, weich gekocht	55
grünes Gemüse, Tomaten	<15		
Knoblauch, Zwiebeln	<15		

Fett ist nicht gleich Fett

Die Evidence-basierte Medizin, die als unsere Referenz an die Glaubwürdigkeit gilt, ist leider nur ein paar Jahre nach der Veröffentlichung der entsprechenden Studien gültig. Zurück bleibt der verunsicherte Bürger, der so langsam jeden Glauben an Wissenschaft, Forschung und Leitlinien der Medizin verliert, wenn ständig Unglaubliches und Glaubhaftes mit demselben Anspruch auftreten.

Im Rahmen dieses Buches liegt es mir deshalb sehr am Herzen, mit der »Fettlegende« endgültig aufzuräumen, die eine unheilige Allianz aus verführter Wissenschaft, Pharmaindustrie und interessierter Lobby jahrelang erfolgreich verbreitet hat.

Nutzen fettarme Lebensmittel?

Es ist mir zum Beispiel unverständlich, warum führende Ernährungsexperten immer noch dafür plädieren, dass die Industrie das Fett aus der Fertignahrung nehmen soll. Die Folgen kann man in den USA beobachten: Viele Amerikaner bevorzugen Low-Fat-Produkte und weißes Fleisch ohne Fett, und da schmeckt weder die handelsübliche Milch noch der Käse noch die Wurst – und trotzdem werden die Amerikaner immer fetter.

Was hinter solchen Low-Fat-Experimenten steckt, ist die Annahme, dass man dick wird, wenn man viel fetthaltige Nahrung zu sich nimmt. Erwiesen ist jedoch:

Aus Fett wird nicht Fett,

- jedenfalls nicht in der Regel und nicht bei den Mengen, die ein moderat-fetthaltiges Essen enthält,
- wenn das Fett als Brennstoff für Aktivität und Bewegung herangezogen wird,
- wenn man vor allem ungesättigte Fette wählt (siehe unten), die in den Stoffwechsel gelangen anstatt in die Fettzellen des Körpers.

Die Fakten: Für Ihren Körper kann ein weitgehender Verzicht auf Fette in der Nahrung sogar schädlich sein: Denn Sie benötigen (ungesättigte) Fette für Ihren Betriebsstoffwechsel und Ihr Gehirn. Aus Cholesterin – einem Produkt im Fettstoffwechsel – werden die Sexualhormone hergestellt. Und am wichtigsten: Die Zellwände bestehen aus Fetten! Der Organismus braucht also Fette als Betriebsstoff und als Baustoff: Wer fettarm isst oder hungert, baut wichtige

Körpersubstanz wie die Muskulatur ab. Durch eine extrem fettreduzierte Kost schädigen Sie also Ihren Organismus.

Noch ein Wort zu der angeblich »fettarmen« Kost: Was heute als »fettarm« angepriesen wird, hält das Versprechen oft nicht, und man läuft dann beim Einkaufen in die Irre.

Nehmen wir zum Beispiel einen »Hüttenkäse mit nur 3,9 Prozent Fett«. Wenn Sie nachrechnen, ergibt sich für 100 Gramm Hüttenkäse, dass 38 Prozent der insgesamt 91 Kalorien aus dem Fett stammen. Die Rechnung dazu: 3,9 Prozent Fett bei 100 Gramm sind 3,9 Gramm Fett. Jedes Gramm Fett hat 9 Kalorien, so ergeben sich 3,9 mal 9 gleich 35,1 Kalorien. Wenn Sie diesen Wert durch 91 (Gesamtkalorien) teilen, kommen Sie auf 38 Prozent »wahren« Fettgehalt.

Für 100 Gramm »Speisequark mit Halbfettstufe (4,4 Prozent Fett)« ergibt sich, dass 44 Prozent der insgesamt 97 Kalorien aus dem enthaltenen Fett stammen. Die Rechnung zum Nachvollziehen: 4,4 Prozent Fett in 100 Gramm bedeutet 4,4 Gramm Fett. Diese haben 4,4 mal 9 also 43,5 Kalorien. Da die Gesamtmenge 97 Kalorien hat, teilen Sie den letzten Wert durch 97 und kommen so auf 44 Prozent »wahren« Fettgehalt.

Tipp: Vermeiden Sie Nahrungsmittel, die vorwiegend gesättigte Fette mit mehr als 30 Prozent »wahrem« Fettgehalt enthalten.

Der Cholesterin-Mythos

Der wohl größte wissenschaftlich-medizinische Skandal in den vergangenen Jahren dreht sich um den »Mythos Cholesterin«. Mittlerweile ist erwiesen:

- Nicht jedes Fett ist für einen erhöhten Cholesterinspiegel verantwortlich.
- Ein erhöhter Cholesterinspiegel ruft nicht unweigerlich eine schwere Arteriosklerose hervor.

Die Fakten: Cholesterin gewinnt der Körper nur zu einem geringen Teil aus der Nahrung, zum größten Teil entsteht es im Stoffwechsel selbst. Ob aus Fettbausteinen Cholesterin entsteht oder nicht, entscheidet Ihr Erbe und nicht das, was Sie essen. Denn in unseren Genen tragen wir die Stoffwechseleigenschaften und dazu gehört unter anderem, wie viel Cholesterin beim Fettstoffwechsel entsteht. Mit der Auswahl an Nahrungsmitteln und Diäten können Sie Ihren Cholesterinspiegel kaum beeinflussen, wohl aber durch Ihr Gewicht, denn übergewichtige Menschen haben einen besonders hohen Cholesterinspiegel. Um den Cholesterinspiegel zu senken, müssen Sie Ihr Gewicht reduzieren – aber nicht durch eine Diät, sondern durch die Stimulation Ihres Stoffwechsels, und das erreichen Sie durch Sport. Denn für die Gesundheit ist nicht allein ein niedriger Cholesterinspiegel wichtig sondern genauer gesagt das Ansteigen des schützenden HDL (high density lipoproteins). Das HDL ist der »gute« Anteil des im Blut zirkulierenden Cholesterins, während das LDL (low density lipoproteins) den anderen »schlechten« Anteil ausmacht.

Gesättigte und ungesättigte Fette

Ebenso wie Zucker nicht gleich Zucker ist, weil es zum Beispiel den »guten« Fruchtzucker gibt, kommt es auch beim Fett auf die Qualität an: Denn Fett ist nicht gleich Fett, man unterscheidet gesättigte und ungesättigte Fette.
So genannte gesättigte Fette und Fettsäuren können direkt in das Fettdepot des Körpers überführt werden, sie müssen also nicht erst den Stoffwechsel passieren. Und damit sind sie gesundheitsschädlich: nicht für das Fettgewebe aber für die Gefäße. Gesättigte Fette sind enthalten in:

- Butter, Schmalz, Talg, Sahne, Käse jeglicher Art, Hühnereigelb, Fleisch (mit wenigen Ausnahmen), Geflügel (mit wenigen Ausnahmen), Fleischwaren, Wurstwaren, Kokosfett, Palmöl.

Wichtig für Ihren Stoffwechsel: Vermeiden Sie gesättigte Fette und greifen Sie lieber auf Nahrungsmittel mit ungesättigten Fettsäuren zurück.

Generell sollten die gesättigten Fettsäuren nicht mehr als 7 bis 10 Prozent der Energiezufuhr ausmachen. Das entspricht nicht mehr als 22 Gramm gesättigte Fette bei 2000 Kalorien am Tag. Diese Menge erreichen Sie bei einer sorglosen »normalen« Ernährung rasch, wenn Sie am Tag beispielsweise 30 Gramm Butter, 30 Gramm Leberwurst und 30 Gramm Gouda mit 45 Prozent Fett in der Trockenmasse (i. Tr.) essen. Achten Sie also darauf, nicht zu viele gesättigte Fette zu sich zu nehmen.
Vor allem in der mediterranen Küche verwendet man häufig ungesättigte Fette, dazu gehören:

- Olivenöl, Haselnussöl, Rapsöl, Avocado, Sonnenblumenöl, Distelöl, Kürbiskernöl, Sojaöl, Seefisch, Omega-3- und Omega-6-Fette, Fischölkapseln.

Zu den ungesättigten Fettsäuren gehören:

- Linolsäure (Pflanzenöle)
- Linolensäure (Fischöle)

Ungesättigte Fette und Fettsäuren sorgen für die Stabilität der Zellwand, eine gute Verbindung der Zellen untereinander und schützen die Gefäße – deshalb sollten Sie diese Fette bevorzugen.

Rechte Seite:
Olivenöl und andere hochwertige Pflanzenöle liefern reichlich ungesättigte Fettsäuren, die für den Körper lebensnotwendig sind.

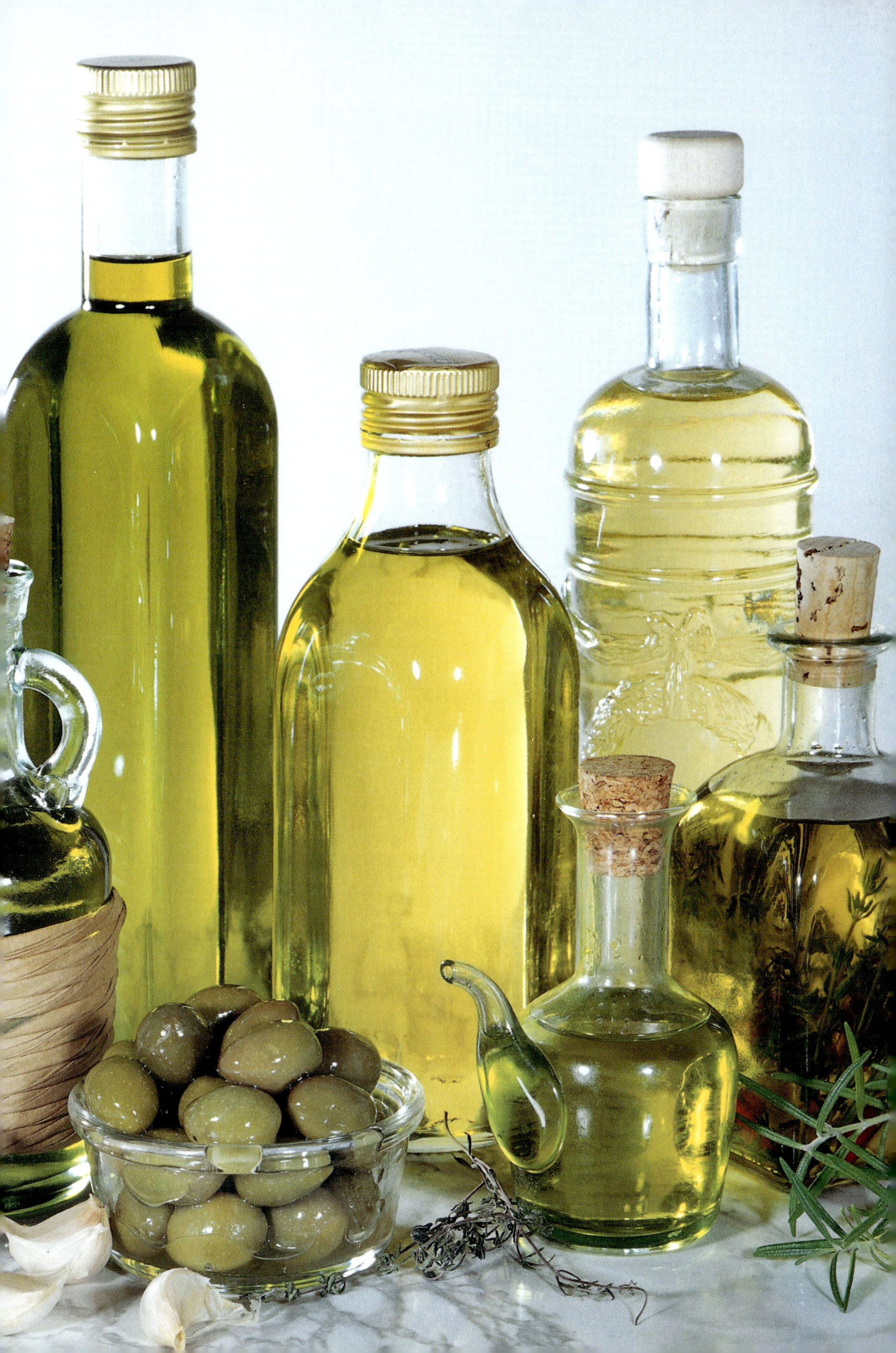

Diäten in der Diskussion

Lange Zeit bestand Unsicherheit über den wissenschaftlichen Hintergrund einer Reduktion von Kohlenhydraten zum Gewicht Abnehmen, da man sich meist auf die »Erfahrung« gestützt hatte. Erfahrung zählt aber in unserer Konsensgesellschaft nicht mehr so viel, weil sie nicht »vermessen« werden kann. Im Mai 2003 berichtete das renommierte New England Journal of Medicine über zwei Studien zu diesem Thema: In der ersten Studie wurde gezeigt, dass eine Kohlenhydratreduktion effektiver ist als eine fettreduzierte Kost. In der zweiten Studie wurde gezeigt, dass man mit einer Ernährung mit wenig Kohlenhydraten aber hohem Protein- und Fettanteil wirksamer abnehmen kann als wenn die Kost einen hohen Kohlenhydratanteil und einen niedrigen Fettanteil hat.

Aus neuesten molekulargenetischen Untersuchungen wird ziemlich klar, dass Tiere (auch Affen) länger leben, wenn sie nicht nur weniger Kalorien, sondern auch weniger Kohlenhydrate zu sich nehmen. Der Mechanismus über die Wirkstrecke des Insulin wird an und in der Zelle geregelt – dieser entwicklungsgeschichtlich uralte Mechanismus dient dazu, Energie in Mangelzeiten zu speichern, und zwar als Fett. Dieser Mechanismus ist immer noch wirksam und funktioniert eben auch, wenn keine Mangelzeiten mehr herrschen – und darunter leiden heute so viele Menschen in modernen Gesellschaften.

Das Fazit: Nur wenn Sie diese Regelstrecke unterbrechen und den Kohlenhydratanteil in der Nahrung reduzieren, können Sie den Körperfettanteil senken. Sie werden dann gesünder und möglicherweise auch länger leben – und zusätzlich noch attraktiver aussehen.

Ersetzen Sie die Kohlenhydrate durch Proteine

»Tausche Fett gegen Muskel« heißt nicht Abnehmen durch Hungern, Diäten und weniger Essen, sondern es bedeutet, viel und häufig zu essen, Fett abzubauen und Muskeln aufzubauen: Das unterscheidet dieses Konzept grundsätzlich von allen anderen Programmen – auch von denen, die auf Kalorienverzicht setzen und die Dicken lediglich zum Laufen schicken.

Unser Ziel ist nicht, Fett los zu werden und den untrainierten schlappen Muskel voll auszupumpen, denn das ist ungesund und der zum Vorschein kommende Körper sieht weder proportioniert noch attraktiv aus, denn dann wirkt er schon rein äußerlich »ausgepowert«.

Rechte Seite:
Mit »Tausche Fett gegen Muskel« sollen Sie aussehen wie ein »Powerpack«, Sie sollen sich im Spiegel bewundern können, und dieses Gefühl soll Sie durch den ganzen Tag tragen.

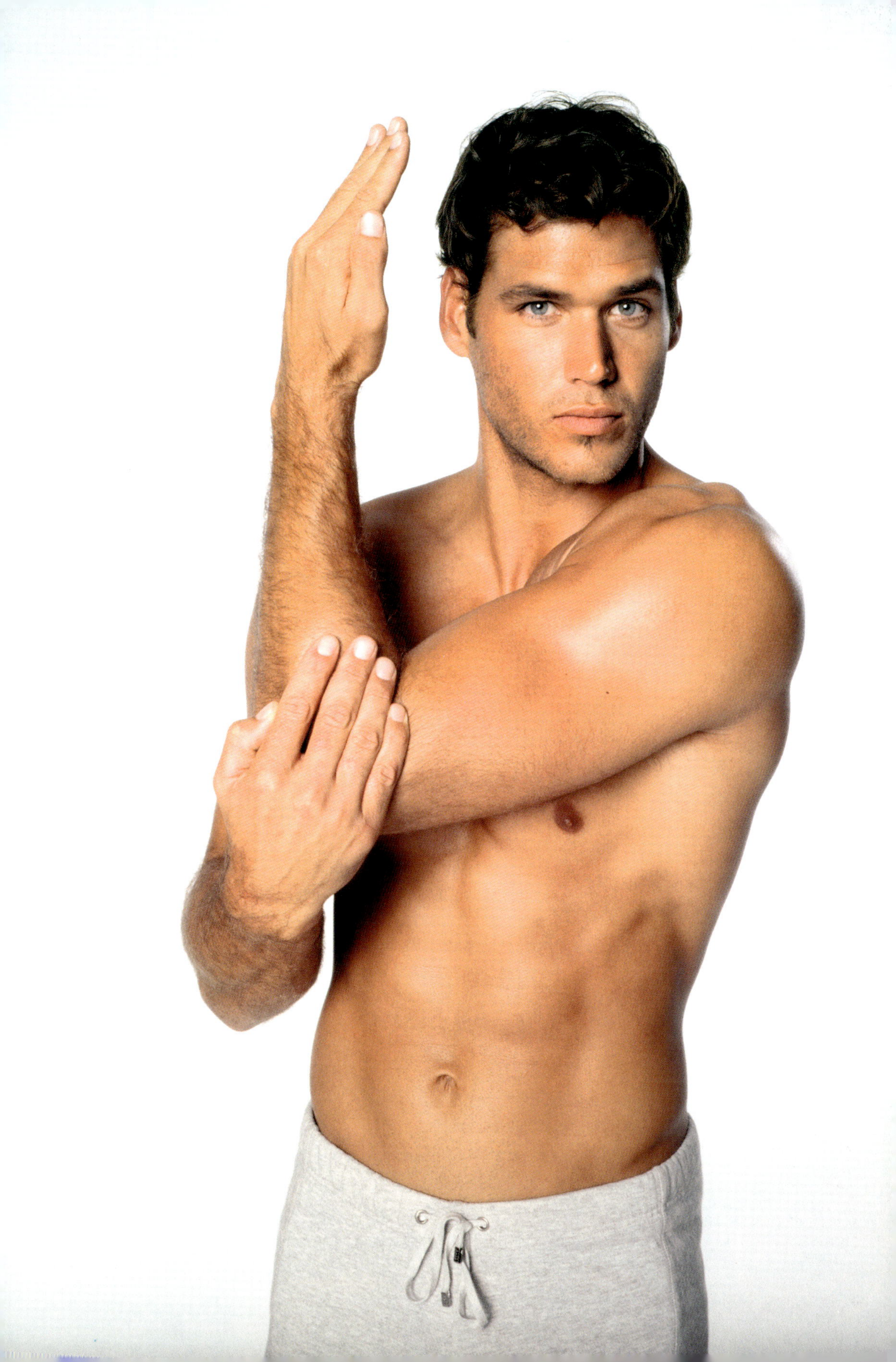

Bei »Tausche Fett gegen Muskel« sollte die Nahrung zusammengesetzt sein aus 40 Prozent Kohlenhydraten, 40 Prozent Eiweiß und 20 Prozent Fett.

Ich höre schon den Aufschrei der Gralshüter der Ernährungslehre, aber bei »Tausche Fett gegen Muskel« sollen Sie die Kohlenhydrate durch Eiweiß ersetzen – und das aus gutem Grunde:
Bei allen anderen Programmen zum Abnehmen verlieren Sie nicht nur Fett, sondern auch Ihre Muskeln. Denn wenn sie nicht genug trainieren, schrumpfen die Muskeln und der Stoffwechsel erhöht sich nicht ausreichend zum Fettabbau.
Fakt ist: Der Betriebsstoff für den Muskel sind Aminosäuren und die daraus aufgebauten Eiweißmoleküle, die Proteine. Diese werden nicht nur für den Muskel gebraucht sondern ebenso für alle anderen Körperzellen und das Immunsystem.

Tierisches Eiweiß ist hochwertiger für den Menschen

Eiweiß ist aus Eiweißbausteinen aufgebaut, den Aminosäuren. Es gibt etwa 20 verschiedene Aminosäuren, die zu rund 10000 verschiedenen Eiweißen zusammengebaut werden.

- Essenzielle Aminosäuren: Acht der 20 Aminosäuren kann der menschliche Körper nicht herstellen, man muss sie durch die Nahrung aufnehmen (essenziell = wesentlich).
- Nichtessenzielle Aminosäuren können im Körper gebildet werden. Dazu werden Vitamine des B-Komplexes, vor allem B_6 und B_{12} benötigt. Tierisches Eiweiß ist in der Regel für den Menschen hochwertiger als pflanzliches, denn dessen »biologische Wertigkeit« (BW) liegt höher: Tierisches Eiweiß hat eine biologische Wertigkeit von 80 bis 100 Prozent, bei pflanzlichem Eiweiß liegt sie etwas darunter. Der Grund: Je mehr die Aminosäurenzusammensetzung eines zugeführten Proteins dem des Körpereiweißes entspricht, umso mehr kann der menschliche Körper verwerten. Beispiel: Eier haben eine biologische Wertigkeit von 100 Prozent, das ist der höchste verwertbare Wert, der nur von einigen Designerproteinen überboten wird.

Was ist »gutes« Eiweiß?

- fettfreie bzw. fettarme Milch und fettarme Milchprodukte
- Eiweißomelett, gekochte Eier
- Maispoularde, Pute
- weißes junges Kalb- und Rindfleisch

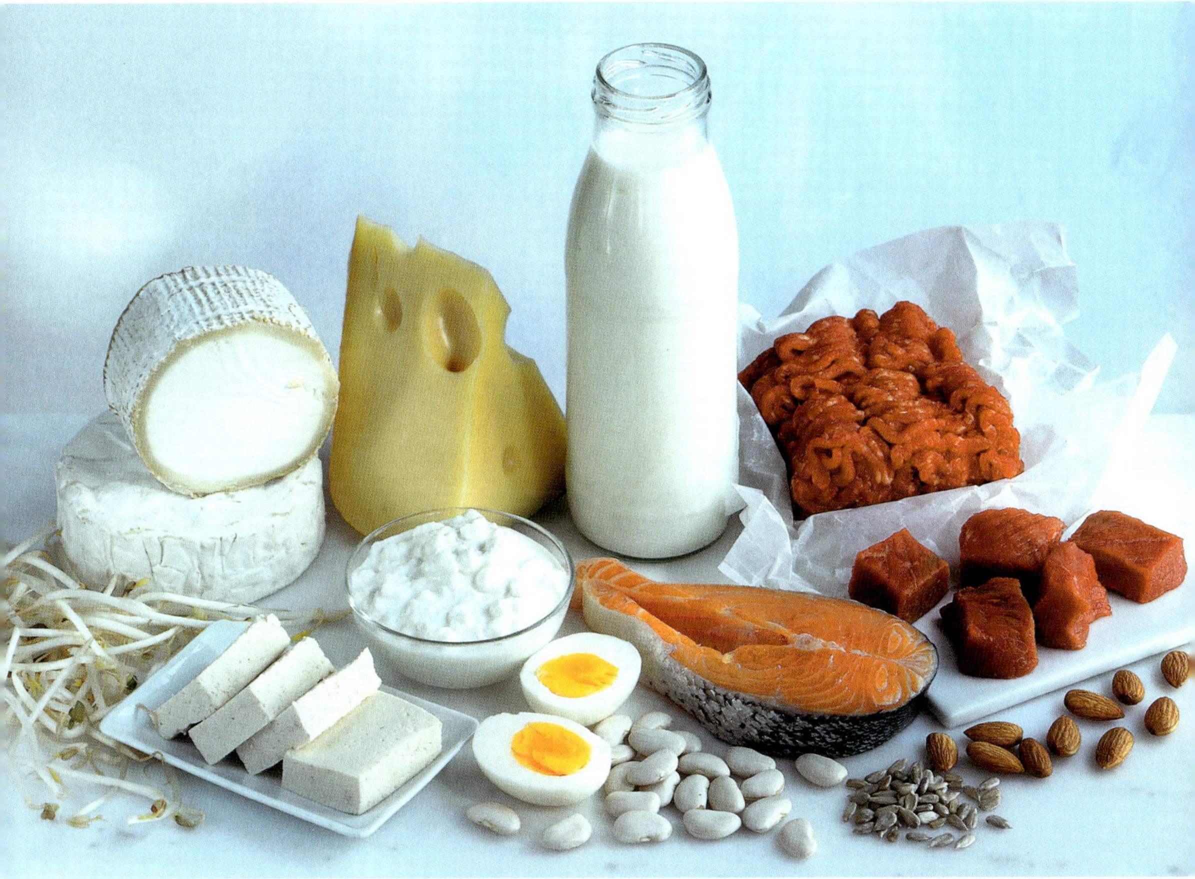

- Fisch
- Hülsenfrüchte ohne Fett zubereiten, Öl zugeben
- schlankes Schweinefleisch (Bio)
- Nüsse, Kerne, Samen (Vorsicht Fett)
- Molke – Designerprodukte

Milch, Käse, Eier und Fisch enthalten tierisches Eiweiß, das der menschliche Körper besser als pflanzliches Eiweiß verwerten kann.

Diskussion über die »richtigen« Mengen an Eiweiß

Es ist eine andauernde Streitfrage, wie viel Eiweiß der menschliche Körper überhaupt braucht und ob Eiweiß schädlich für die Nieren oder die Leber ist. Unsere Meinung dazu:

- Wenn Sie nicht so sportlich sind, bauen Sie Fett »herkömmlich« ab und benötigen täglich etwa 0,8 Gramm Eiweiß pro Kilogramm Körpergewicht – eine solche Menge schützt aber nicht vor Muskelabbau. Ausdauerathleten und Bodybuilder benötigen 1,5 bis 4 Gramm, als »Tausche Fett gegen Muskel«-Athlet brauchen Sie 1,5 bis 2,0 Gramm. Wenn Sie Muskeln aufbauen möchten, benötigen Sie 2,5 bis 3,5 Gramm. Beispiele für eine eiweißreiche Ernährung finden Sie auf Seite 60.
- Es gibt nicht eine einzige wissenschaftliche Untersuchung, die nachweist, dass eine hohe Proteinzufuhr schädlich sei, wenn die Nieren und die Leber normal funktionieren. Menschen, die eine Nierenkrankheit oder eine Leberentzündung haben, sollten sich von einem Nephrologen oder Gastroenterologen beraten lassen, der selbst Sport treibt – sonst glaubt er eher an die konventionellen Verbote, als dass er auf seine eigene Kompetenz vertraut.

»Tausche Fett gegen Muskel« heißt sechs Monate lang:

- kein Alkohol
- keine Kohlenhydrate wie Brot, Kartoffeln und Mehlspeisen
- keine mit Zucker gesüßten Speisen
- insgesamt wenig Kohlenhydrate
- mehr Eiweiß
- mehr Fett
- fünf bis sechs Mahlzeiten am Tag
- zwei bis drei Liter am Tag trinken

Und das bedeutet: keine Diät, kein »Junk Food« und kein JoJo-Effekt.

Ernährungsplan für einen Mann

Wenn Sie sich für »Tausche Fett gegen Muskel« einen Ernährungsplan zusammenstellen wollen, müssen Sie von Ihrem Körpergewicht und Ihrem erwünschten Ziel (Wunschgewicht und Spiegelbild) ausgehen. Das Prinzip: Ihr Essen sollte leicht unterkalorisch sein, damit Fett als Betriebsstoff herangezogen wird. Hier ein möglicher Ernährungsplan für einen Mann, der 82 Kilogramm wiegt:

- mäßig fettabbauend
- sechs Mahlzeiten, alle drei Stunden essen
- drei Liter Wasser pro Tag trinken
- Kalorienbedarf für den ganzen Tag: 2460 kcl (Kilokalorien)
- Kalorien für jede der sechs Mahlzeiten: 410 kcl
- Kalorienverhältnis: 50 Prozent Proteine, 30 Prozent Kohlenhydrate, 20 Prozent Fett
- Tagesbedarf in Kalorien: 1230 kcl durch Proteine, 738 kcl durch Kohlenhydrate, 492 kcl durch Fett
- Tagesbedarf in Gramm: 246 Gramm Proteine, 184,5 Gramm Kohlenhydrate, 82 Gramm Fett

So bauen Sie das Ernährungsprojekt in Ihren Tagesablauf ein

Vielleicht befürchten Sie, das Programm »Tausche Fett gegen Muskel« nicht in den Alltag umsetzen zu können, weil Ihnen das alles erst mal recht neu ist. Wenn Sie jedoch etwas Disziplin aufbringen, können Sie es schaffen. Wo ein Wille ist, da ist eben auch immer ein Weg. Und motivieren können Sie sich jeden Tag wieder, wenn Sie in den Spiegel schauen. Versprechen Sie Ihrem Spiegelbild: »Ich werde so aussehen, wie ich es mir immer gewünscht habe.«

Bei sechs Mahlzeiten am Tag kommen Sie auf jeweils ein Sechstel der Grammangaben pro Mahlzeit. Bei fünf bzw. sieben Mahlzeiten sind es dementsprechend ein Fünftel bzw. ein Siebtel.

Sicherlich: Die meisten Berufstätigen haben keine Zeit und Möglichkeit, fünf- bis sechsmal pro Tag »normal« zu essen. Daher empfiehlt es sich, dreimal pro Tag konventionell zu essen und zwei- bis dreimal ein »Functional Food« zu benutzen (siehe Seite 60). Sie frühstücken also herkömmlich und essen wie gewohnt nach sechs Stunden zu Mittag und nach weiteren sechs Stunden zu Abend. So ergibt sich zum Beispiel ein Rhythmus von 7, 13 und 19 Uhr. Um alle drei Stunden etwas zu essen, »füllen« Sie die Zwischenzeit mit einem »Functional Food« auf. So können Sie die Zwischenmahlzeiten überall, ohne Aufwand und in kurzer Zeit zu sich nehmen. Essen Sie lieber einmal Functional Food anstatt gar nichts oder »Junk Food«, dessen Inhaltsstoffe für Ihre Zwecke ungünstig zusammengesetzt sind. Ich esse drei normale Mahlzeiten und benutze zwei Functional Foods, um alle drei Stunden eine geeignete Nahrung aufzunehmen – so komme ich auf fünf Mahlzeiten pro Tag.

Was ist Functional Food?

Unter Functional Food versteht man eine hochreine, wertvolle Kunstnahrung, in der alle Nährstoffe – einschließlich der Vitamine – »gebrauchsfertig« vorliegen. Es ist also eine Nahrungsergänzung, die bestimmte Funktionen im Körper ausüben soll. Bei uns werden solche Nahrungsergänzungen Diätetika genannt, nur hat dieser Ausdruck den Geruch von Diät und das sind viele leid.

Bei »Tausche Fett gegen Muskel« bevorzugen Sie Functional Food, das genug Eiweiß für den Muskelaufbau liefert und zusätzlich Vitamine und Mineralien enthält – so beugen Sie nicht nur einem Mangel vor sondern liefern Ihrem Körper darüber hinaus noch Energie gegen Stress und Abnutzung. Moderne Präparate enthalten zudem Thermogenese fördernde Substanzen, die den Gewichtsabbau fördern.

Tipp: Als Functional Food kann ich Ihnen die Produktlinie MAËL empfehlen, speziell die Produkte Myon, die kohlenhydratreduziert sind. Eine Portion MAËL (30 Gramm) enthält 24 Gramm Eiweiß, zwei Gramm Kohlenhydrate und etwas weniger als ein Gramm Fett, also bei etwa 120 Kalorien weniger als zehn Kalorien Fett, aber nur acht Kalorien Kohlenhydrate und mehr als 100 Kalorien Eiweiß.

So könnte Ihr Menüplan aussehen

Ich möchte kein Rezeptbuch herausgeben. Denn jeder ist und isst anders. »Tausche Fett gegen Muskel« soll Spaß machen, jedem wie er's beliebt und was ihm schmeckt. Stellen Sie sich Ihre Nahrung mit den angegebenen Komponenten je nach Jahreszeit, Appetit und Geldbeutel selbst zusammen.

»Tausche Fett gegen Muskel« heißt: Genuss am Essen und am Körper.

Die folgenden Beispiele wurden für einen Mann mit 75 Kilogramm Körpergewicht zusammengestellt.

Das normale Menü

- **Frühstück:**
  Omelett von 3 bis 6 Eiweiß (1 Vollei), 1 Scheibe Schwarzbrot mit Olivenöl tränken (Salz, Pfeffer, Tomate), 1/2 Tasse Müsli, Apfel oder Banane, Tee, Kaffee
- **Nach drei Stunden:**
  Functional Food: $^1/_3$ l fettarme Milch, 1 Banane oder Apfel, Früchte, 1 Esslöffel Distelöl, 2 Esslöffel Protein (Myon)

- **Mittagessen:**
  Vollmahlzeit: 150 bis 175 g Fisch, Geflügel oder fettarmes Fleisch, Gemüse
  Dessert: kohlenhydratarm, ausnahmsweise MAËL-Replacement
- **Eine Stunde vor dem Training:**
  2 Dosierlöffel oder 2 gehäufte Esslöffel Protein in Wasser oder Fruchtsaft
- **Während des Trainings:**
  500 ml Wasser
- **Nach dem Training:**
  Sofort: 1 Ampulle Aminon in 1 Glas Apfelsaft
  nach etwa 20 Minuten: 200 ml Wasser oder Fruchtsaft oder 200 ml fettarme Milch, 3 Esslöffel Myon
  Supplements: 5 g Kreatin (C), 5 g Glutamin (G), 1 g Vitamin C (VC)
  nach sehr intensivem Training: eventuell 300 mg Aspirin, um einen »Muskelkater« zu vermeiden
- **An trainingsfreien Tagen zwei Stunden nach dem Mittagessen:**
  1 Functional Food
- **Abendessen:**
  Vollmahlzeit: siehe Mittagessen
- **Eine Stunde vor dem Zubettgehen:**
  Omelett (s. oben) oder 2 Dosierlöffel oder 2 gehäufte Esslöffel Protein in fettarmer Milch (keine Kohlenhydrate)

Das Luxus-Menü

- **Frühstück:**
  30 Gramm Kaviar, Eiweißomelett von 3 Eiern, 2 Tomaten in Distelöl erwärmt, mit etwas Knoblauch und Gewürzen, Cappuccino
- **Zwischenmahlzeit:**
  MAËL Myon
- **Mittagessen:**
  Vorspeise: kalte Gurkensuppe mit frischem Dill und Kräuterlachs
  Hauptgericht: 200 g Perlhuhn oder 200 g Schwertfisch in Olivenöl gebraten, Gewürze, dazu 150 g Spargelspitzensalat oder 150 g Broccoliröschen in Distelöl erwärmt, Gewürze
  Dessert: 1/4 frische Fluganans oder 2 reife Kiwi, Espresso
- **Zwischenmahlzeit:**
  MAËL Myon

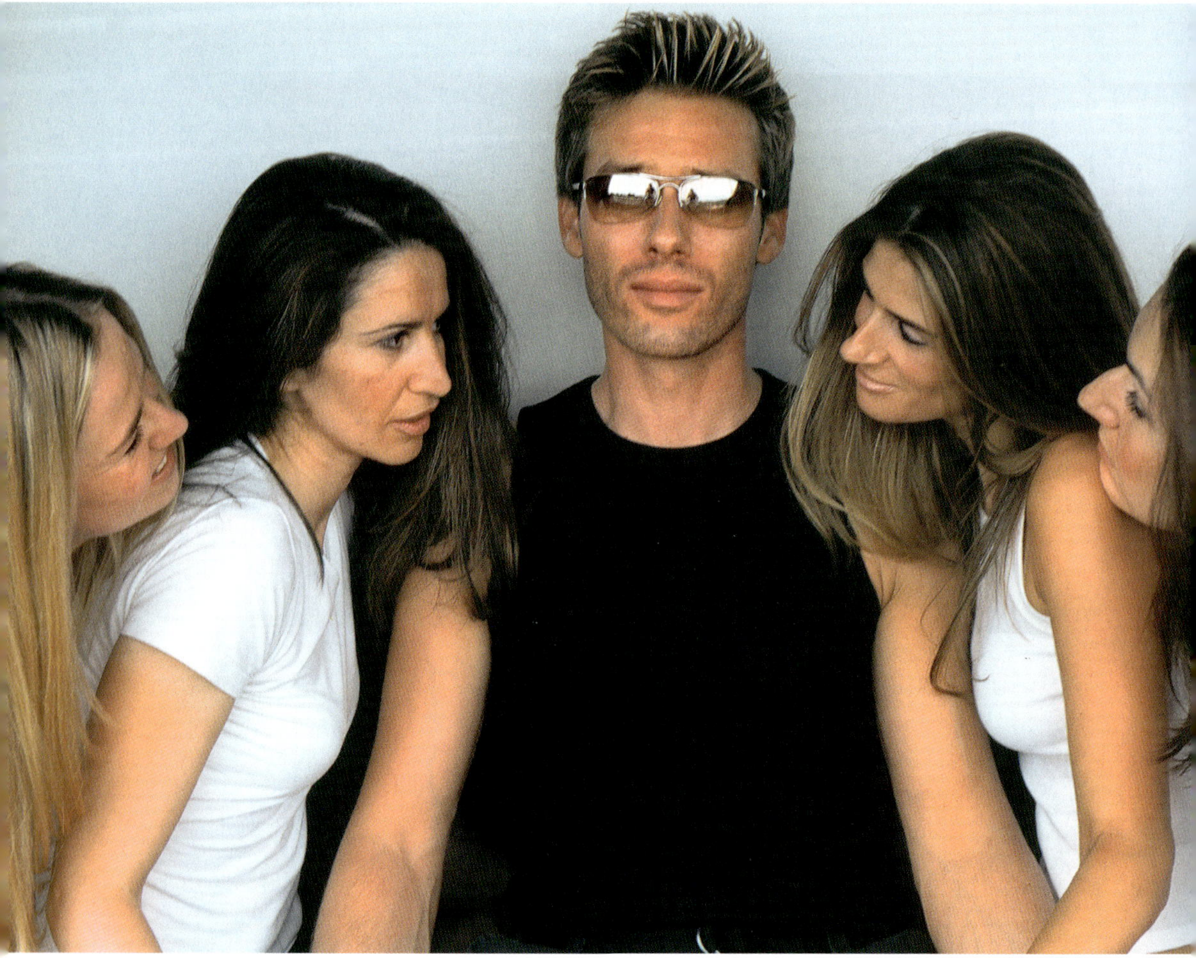

»Ein guter Hahn wird nicht fett«.
Das Sprichwort spielt darauf an, dass viel Sex schlank hält.

- **Abendessen:**
  Hauptgericht: 150 g Carpaccio von frischem Thunfisch mit Olivenöl, etwas Zitronensaft, Parmesansplitter, dazu 50 g Rapunzelsalat, Nussöl mit Himbeeressig
  Dessert: Sorbet von Passionsfrüchten, Ananas und Mango, 2 Riegel Lindt 75 Prozent-Cacao Schokolade, koffeinfreier Espresso
- **Spätmahlzeit:**
  MAËL, Quark

Sexualität und Gewicht

Menschen mit Übergewicht sind häufig aus einer enttäuschten oder einer verloren gegangenen Sexualität geflohen: Die Lust am eigenen Körper macht dann dem Fett Platz und schließlich geht auch die Selbstliebe verloren – das haben mir viele dicke Menschen erzählt. Sie leben nur noch nach dem Motto: »... und was bleibt, sind die Freuden der Tafel«.

Ein Sprichwort sagt jedoch: »Der gute Hahn wird nicht fett«. Es spielt darauf an, dass viel oder guter Sex (Männer) schlank hält. Die biologische Erklärung: Sexuelle Emotionen steuern das Volumen des Speicherfetts vor allem über eine Regulation des Fettgewebshormons Leptin und dessen Zentralrezeptoren im Gehirn an den Schaltstellen, an denen auch das Erleben und die Regulation der Sexualität ablaufen.

Erstaunlich ist jedoch, dass ich für den Zusammenhang von »Sexualität und Körpergewicht« nur wenig seriöse wissenschaftliche Literatur finden konnte – lediglich eine Literaturstelle aus einer Tantra-Praxis in Kanada ist erwähnenswert. Was es gibt, sind Studien zur sexuellen Attraktivität in Abhängigkeit vom Körpergewicht und Erkenntnisse darüber, dass sexuell aktive Menschen länger leben.

Auf der anderen Seite kursieren in den Medien immer wieder Zahlen, die den Kalorienverbrauch für »normalen« Sex angeben. Fraglich ist dabei jedoch, wie diese Berechnungen überhaupt zustande gekommen sind, was man unter »normalem« Sex zu verstehen hat und ob es überhaupt sinnvoll ist, so viel Sex wie möglich zu haben, nur um schneller abzunehmen.

Eines ist jedoch gewiss: Sexualität, Körpererlebnis und Wohlbefinden hängen ganz eng zusammen, weil eines das andere bedingt und fördert. Wer sich also einen schlechten Ernährungs- und Lebensstil angewöhnt und die erotische Ausstrahlung verkümmern lässt, wird dafür mit dem Verlust des Selbstwertgefühls bitter zahlen und immer dicker werden!

Tausche Fett gegen Muskel heißt: Soul follows body (die Seele folgt dem Körper).

Das Sportprogramm

- Tausche Fett gegen Muskel

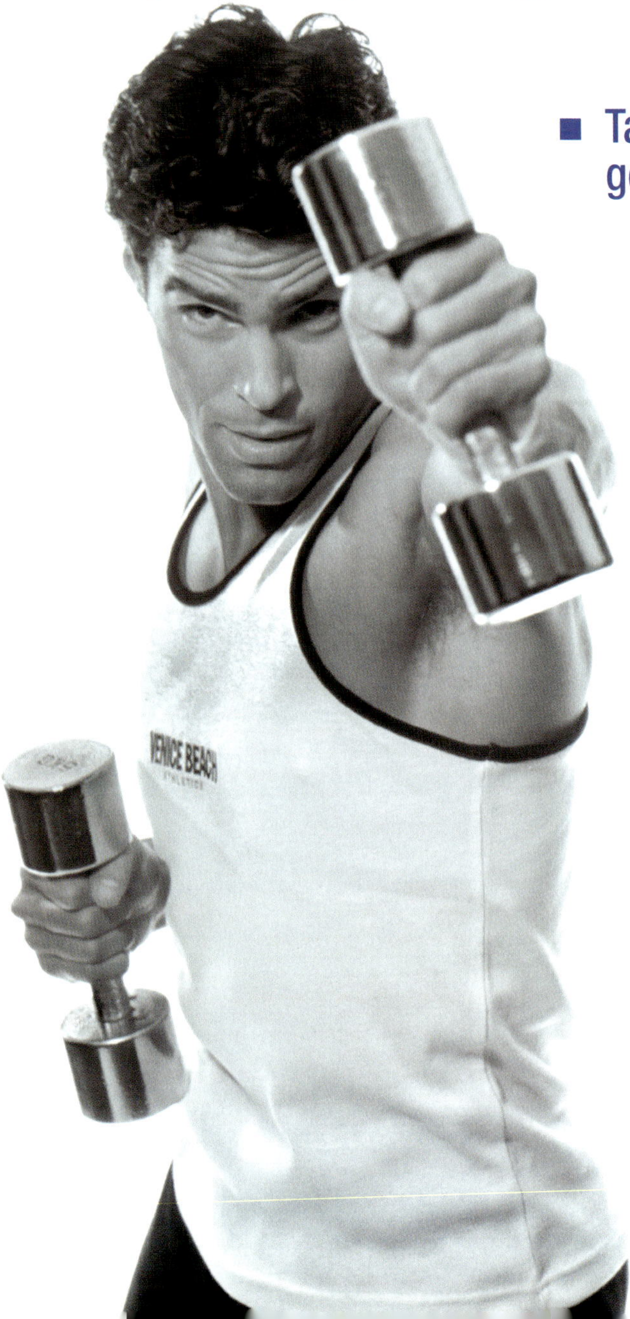

Wer keine Lust auf Sport und Fitness hat, findet schnell eine passende Ausrede. »Ich brauche kein Training« heißt es dann zum Beispiel. Der Hintergedanke dabei: Wer viel Hausarbeit macht, den Garten bestellt, im Wald arbeitet oder regelmäßig andere körperliche Belastungen hat, ist fit.

Sicherlich: Es ist anstrengend im Garten zu arbeiten und Holz zu hacken (wer tut das noch?), aber das bringt keinen Trainingseffekt. Denn zwischen körperlicher Anstrengung und körperlichem Training besteht ein großer Unterschied: Training heißt,

- die Muskeln gezielt zu belasten und zur Arbeit anzuregen
- im Gehirn bewusst Muskelgruppen zu aktivieren
- die Koordination zwischen Gehirn, Nerven und Muskeln zu trainieren und dies bis an die Leistungsgrenze des Muskels
- den eigenen Körper kennen zu lernen (bei körperlicher Arbeit nutzen Sie ihn ab).

»Ich bin zu müde zum Trainieren« – so lautet ein weiteres Argument. Sicherlich kommen wir von der Arbeit mehr oder weniger erschöpft nach Hause, denn wir haben stundenlang unseren Kopf überfordert und unseren Körper vernachlässigt. Doch der Mensch hat zwei Kraftquellen:

- Zur spirituellen, geistig-seelischen Ebene gehören Glaube, Meditation, Naturerlebnisse, Musik, Literatur, Freundschaften und Sexualität.
- Zur körperlichen Ebene gehören die Muskulatur und ihr Nervensystem.

Und ganz wichtig: Keine dieser beiden Kraftquellen ersetzt die andere.

Glücksgefühle durch Training

Nach des Tages Arbeit, nach Sitzungen, langen Autofahrten und Flügen ist der Kopf erschöpft. Mental sind kaum noch Reserven vorhanden, die Muskulatur »hängt ab«. Und gerade dies ist der Zeitpunkt, mit dem Training zu beginnen – auch wenn Sie sich eigentlich zu müde fühlen. Wenn Sie dann 40 bis 60 Minuten trainieren und mit einzelnen Muskelgruppen bis an Ihre Leistungsgrenze kommen, fühlen Sie sich (entgegen Ihren anfänglichen Widerständen) gekräftigt und können danach die Ruhe und Erholung genießen.

Wenn solche Erlebnisse zur »Sucht« werden, trainieren Sie jeden Tag. Das Glücksgefühl, das Sie dann haben, ersetzen andere Menschen durch die Flucht

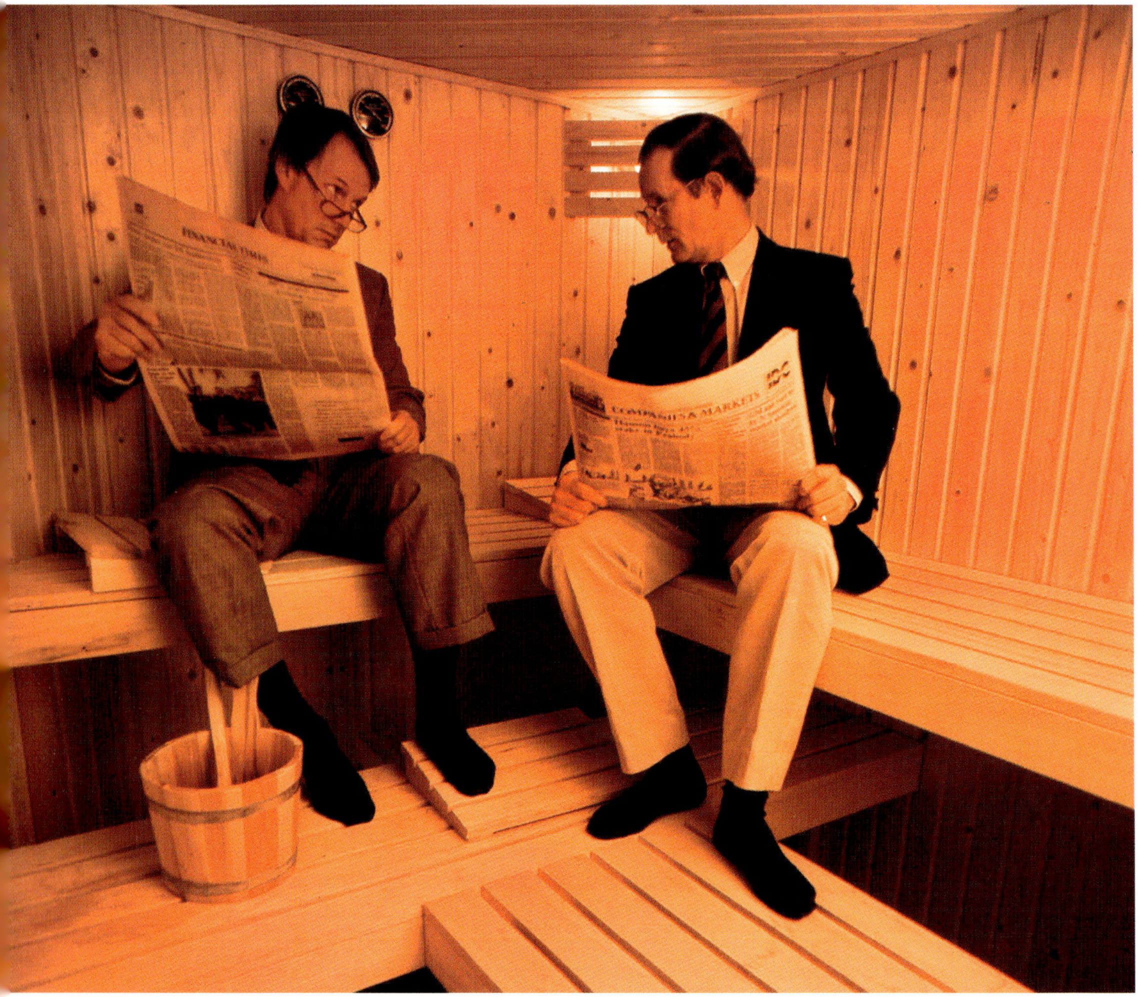

Wie wär's mal mit einem Geschäftstermin in der Sauna – statt der üblichen Besprechung im Restaurant?

in den Alkohol oder sie sitzen stundenlang vor dem Fernseher und begnügen sich mit Second-hand-Unterhaltungen.

Tipp: Gehen Sie mit Ihren Geschäftspartnern und Freunden abends nicht in ein Feinschmeckerrestaurant, denn da werden Sie sowieso nur überfüttert und trinken zu viel. Schlagen Sie stattdessen doch mal einen Abend beim Training oder in der Sauna vor – das ist der neue Lebensstil der Erfolgreichen und Starken, die gesund und glücklich bleiben wollen.

»Ich habe keine Zeit für Training« – auch damit reden sich Sportmuffel gern raus. Merkwürdigerweise sagen das vor allem Frauen und Männer, die das Training besonders gut brauchen könnten. Sicherlich, wer seinen Job einigermaßen gut machen will, sich um die Kinder kümmern will und auch noch den Haushalt schmeißen muss, hat wenig Freizeit. Doch überlegen Sie mal:

- Müssen Sie wirklich jede Arbeit selbst machen oder können Sie nicht die eine oder andere Aufgabe delegieren?
- Muss wirklich alles perfekt sein oder genügt es auch mal, wenn Sie Fünfe gerade sein lassen?
- Lohnt es sich tatsächlich, ständig an der Karriere zu basteln, das Bild der perfekten Eltern hochzuhalten oder als Super-Hausfrau in die Geschichte einzugehen?

Je perfekter, netter und pünktlicher Sie sein wollen, desto weniger Zeit bleibt Ihnen für sich selbst. Und so ganz nebenbei gehen auch noch die Freunde und die Liebe flöten, Sie haben kaum noch ein Gefühl für Ihren gesunden Körper und dessen Ausstrahlung: die Aura.

Viele Frauen und Männer sehen heute körperlich und im Gesicht geradezu erbärmlich aus: Sie haben ihre körperliche Aura verloren und in der Folge davon auch ihre erotische Ausstrahlung und Anziehungskraft. Der Verlust wird oft durch die Attribute des Konsums ersetzt und versteckt, Technik, Autos, Fernsehen und andere Menschen bestimmen über ihre Zeit, die Gesundheit ist am Ende meist ruiniert, die sexuelle Attraktivität dahin und das Gesicht sieht meist verbittert aus.

Jeder kleine Gewinn an Zeit für sich selbst ist ein Stück des Rückweges zu sich selbst: zu besserer Gesundheit, zu mehr Kraft und zu einer unschlagbaren persönlichen Aura. Es geht also darum, mehr »Eigenzeit« zu gewinnen – das ist die Lebenszeit, die Sie für sich zurückgewinnen. Es ist die Zeit, die Sie brauchen, um sich zu entspannen, wieder zu sich zu finden und sich mit Ihrem Partner oder Ihrer Partnerin, mit Freunden und der Familie auszutauschen. Vor allem gewinnen Sie Zeit für Ihr wertvollstes Gut: Ihren Körper.

»Tausche Fett gegen Muskel« heißt: Tausche Fremdbestimmung gegen »Eigenzeit«.

Ihre »Eigenzeit« können Sie nur zurückgewinnen, wenn Sie Schritt für Schritt vorgehen und sich jeden Tag aufs Neue wieder motivieren. Sie werden aber merken, dass ein Sieg über das System möglich ist.

Viel Bewegung ist die beste Vorsorge

Nehmen Sie Ihr Leben und die Verantwortung für Ihre Gesundheit selbst in die Hand, indem Sie sich viel bewegen. Denn körperliche Aktivitäten und Sport sind die besten Möglichkeiten der Gesundheitsvorsorge: So verbessern Sie nicht nur Ihre Leistungsfähigkeit sondern senken auch das Risiko, an Herz-Kreislauf-, Tumor-, Stoffwechselerkrankungen oder Hirnleistungsstörungen zu erkranken.

Die Weltgesundheitsorganisation (WHO) empfiehlt einen Mehrverbrauch von 2000 Kalorien pro Woche durch körperliche Aktivität. Hierzu bietet das Ausdauertraining eine hervorragende Möglichkeit. Gleichermaßen sollten Sie aber auch alle anderen Bewegungsmöglichkeiten im Alltag nutzen – mit etwas Überlegung fallen Ihnen sicherlich einige Situationen ein, in denen Sie sich mehr bewegen können (Anregungen siehe unten).

Gehen Sie öfters mal zu Fuß

Nutzen Sie jede Gelegenheit, aktiv zu sein:

- Nehmen Sie jede Treppe, die sich bietet, und lassen Sie den Fahrstuhl, die Rolltreppe oder das Förderband links liegen. Wenn Sie zweimal am Tag zu Fuß in die fünfte Etage gehen, ist das vergleichbar mit 15 Minuten Walking.
- Gehen Sie so oft wie möglich zu Fuß oder fahren Sie mit dem Rad, statt das Auto oder ein Taxi zu nehmen. Parken Sie stets etwas weiter entfernt vom Ziel, damit Sie noch eine kleine Wegstrecke haben. Steigen Sie eine Haltestelle früher aus oder eine Haltestelle später ein und erledigen Sie den Weg mit einem zügigen Spaziergang.
- Essen Sie mittags nicht in der Kantine, sondern essen Sie einen kleinen Snack und verbringen Sie die Zeit mit einem zügigen Spaziergang an frischer Luft. Gehen Sie zügig zu einem entfernten Café und genießen Sie dort in Ruhe einen Cappuccino.
- Erledigen Sie kleine Botengänge im Büro oder in der Firma zu Fuß statt eine E-Mail zu schreiben.
- Empfehlenswert sind gezielte sportliche Aktivitäten mit Ausdauercharakter: Walking, Laufen, Radfahren, Schwimmen, Inline-Skating usw. Trainieren Sie zwei- bis dreimal pro Woche bei leichter bis mittlerer Intensität mindestens 30 Minuten lang.

Rechte Seite: Fitnesstraining im Alltag: Nehmen Sie öfter mal das Fahrrad und lassen Sie das Auto stehen.

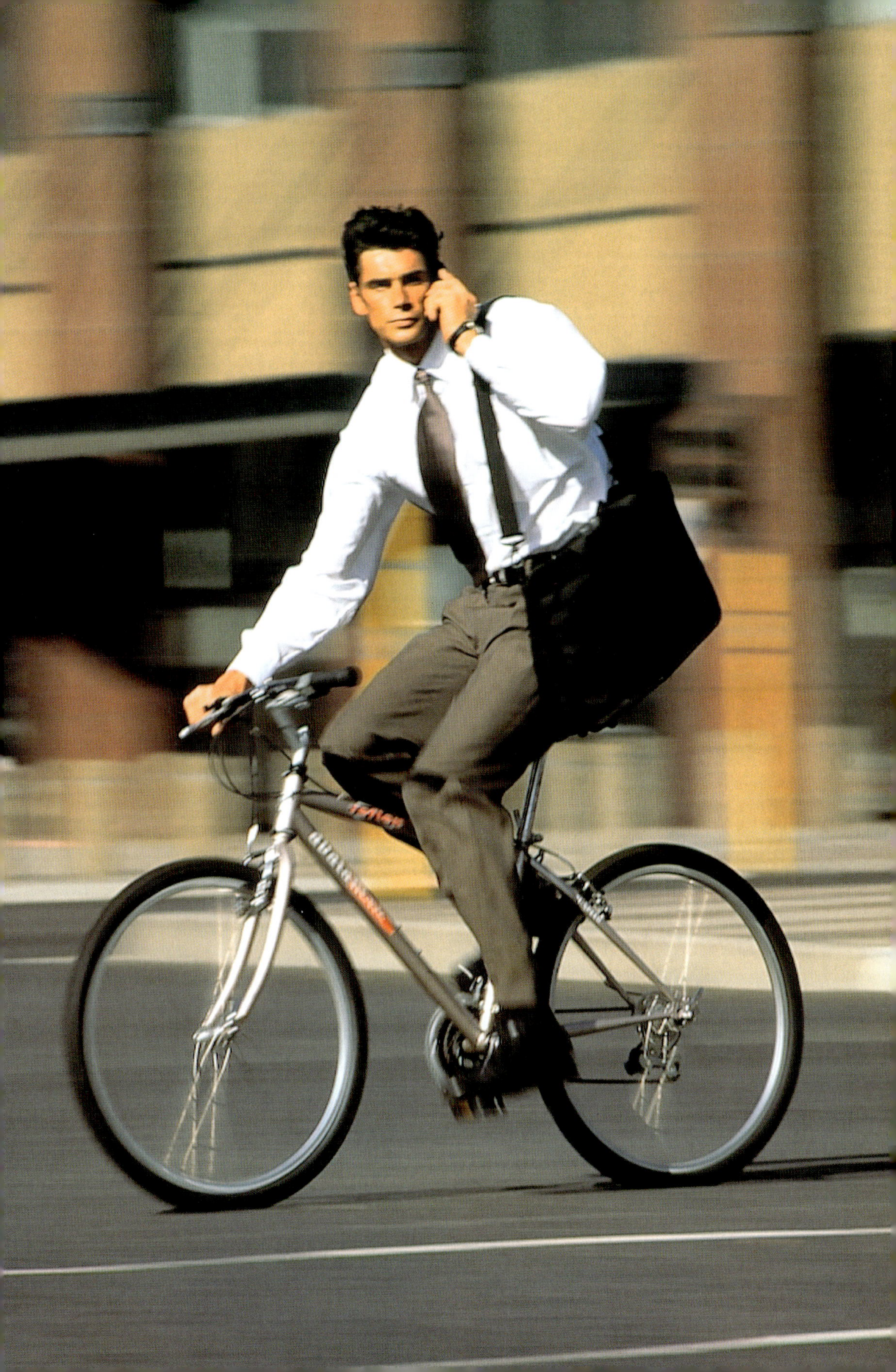

Ausdauer und Kraft trainieren

Beim Programm »Tausche Fett gegen Muskel« geht es vor allem um weniger Fettmasse und mehr Muskelmasse. Damit verbessern Sie nicht nur Ihr Aussehen, sondern tun auch Ihrer Gesundheit etwas Gutes, weil Sie Ihre Körperzusammensetzung umstrukturieren. Dies geht mit einem erhöhten Wohlbefinden, einer besseren Fitness und einer höheren Lebensqualität einher.

Das alles funktioniert aber nur, wenn Sie die Ernährung mit einem spezifischen Training kombinieren. Wenn Sie auch nur eine Komponente vernachlässigen, werden Sie langfristig keinen Erfolg haben. Wer jedoch zielstrebig ist und Disziplin zeigt, kann und wird erstaunlich viel erreichen. Aber das geht nicht von heute auf morgen.

Als sinnvollste Trainingsmethoden bieten sich das Muskelaufbau- und das Ausdauertraining an, da Sie hierbei in relativ kurzer Zeit sehr viel Energie verbrauchen. Beides kombiniert führt am schnellsten zum Ziel.

Abnehmen ist theoretisch ganz einfach: Sie müssen lediglich mehr Kalorien (durch körperliche Aktivität) verbrauchen, als Sie über die Nahrung zu sich nehmen. Nur durch eine so genannte negative Energiebilanz können Sie abnehmen. Wer nur über die Ernährung versucht abzunehmen, der verliert ohne körperliches Training zwangsläufig Muskelmasse. Bei zehn Kilogramm Gewichtsverlust sind das mindestens drei Kilogramm!

Die Muskulatur ist aber unser größtes Stoffwechselorgan. Dort sitzen die Brennöfen, die die Energie und vor allem das überflüssige Körperfett verheizen. Je weniger Muskelmasse wir haben, desto niedriger ist unser Grundumsatz, also der Energieverbrauch, den wir in Ruhe haben.

Wer mehr Muskelmasse hat, verbraucht mehr Energie und baut damit schneller Körperfett ab – egal ob in Ruhe oder in Bewegung.

Anders ausgedrückt: Je mehr Muskelmasse Sie haben, desto mehr Energie verbrauchen Sie – egal ob Sie sich bewegen oder ruhen. Wer also viel Muskelmasse hat, kann schneller seine Körperfettmasse reduzieren. Zusätzlich werden die Bandscheiben, die Wirbelsäule, die Gelenke und die Bänder deutlich entlastet und stabilisiert, was sich häufig darin äußert, dass Rücken- und Gelenkbeschwerden reduziert werden oder sogar ganz verschwinden. Und wer einen ästhetisch definierten Körper bevorzugt, kommt ohnehin nicht an einer Kombination aus Kraft- und Ausdauertraining vorbei.

Beim Krafttraining bleibt die Muskelmasse erhalten bzw. sie wird vermehrt. Das bedeutet auch, dass im Einzelfall die Waage keine oder kaum Veränderungen zeigen wird, da die aufgebaute Muskelmasse schwerer ist als die verlorene Fettmasse. »Tausche Fett gegen Muskel« bedeutet also nicht unbedingt eine Gewichtsreduktion, sondern die Umformung von »schlaff« auf gesund und leistungsfähig. Und das zeigt der Spiegel eher als die Waage.

Da sie mit einem Muskelaufbautraining jedoch weniger für Ihr Immunsystem, Ihren Stoffwechsel, Ihr Herz-Kreislaufsystem und somit für Ihre Ausdauer tun, sollten Sie ein gezieltes Ausdauertraining mit hinzunehmen, um rundum gesund und leistungsfähig zu sein. Außerdem können Sie sich nach dem Krafttraining schneller regenerieren und den Alltagsstress besser wegstecken. Umgekehrt werden Sie durch ein reines Ausdauertraining niemals nennenswert Muskulatur aufbauen und somit Ihr Skelettsystem entlasten können.

Sie können Ihren Körper ganz unterschiedlich belasten

Für den Menschen unterscheidet man fünf motorische Hauptbeanspruchungsformen – bei »Tausche Fett gegen Muskel« geht es vor allem darum, Kraft und Ausdauer zu trainieren:

1. Kraft: Fähigkeit der Muskulatur, gegen einen Widerstand zu kontrahieren, einen Widerstand zu überwinden sowie einem Widerstand nachgebend entgegen zu wirken.
2. Ausdauer: Die Ermüdungswiderstandsfähigkeit befähigt dazu, eine gegebene Leistung über einen möglichst langen Zeitraum durchhalten zu können.
3. Koordination: das Zusammenwirken von Zentralnervensystem und Skelettmuskulatur innerhalb eines gezielten Bewegungsablaufs.
4. Flexibilität/Beweglichkeit: der willkürlich mögliche Bewegungsbereich in einem oder mehreren Gelenken
5. Schnelligkeit: Abwicklung einer gegebenen motorischen Aktion pro Zeiteinheit (Reaktionsschnelligkeit, Bewegungsfrequenz, Aktionsschnelligkeit).

Aerobes und anaerobes Training

Es gibt Sportarten – wie Walking, Jogging, Langstreckenlauf, Schwimmen und Radfahren –, bei denen Sie die Ausdauer trainieren. Dabei wird der Sauerstoffverbrauch der Muskulatur durch das vorliegende Sauerstoffangebot gedeckt. Sie können diese Tätigkeit deshalb lange durchhalten.

Im Gegensatz zu diesem aeroben Sport steht das anaerobe Training. Ein Beispiel: Wenn Sie schnell eine Treppe hochlaufen, reicht der Sauerstoff irgendwann nicht mehr aus, die Muskulatur beginnt anaerob zu arbeiten. Der Bereich, an dem die Energielieferungssysteme von aerober auf vermehrt anaerobe Arbeit übergehen, nennt man die aerob-anaerobe Schwelle.

- Aerobes Training: Unter Sauerstoffmangelbedingungen gewinnt der Körper die Energie überwiegend aus den freien Fettsäuren.
- Anaerobes Training: Beim Bodybuilding stammt die Energie hauptsächlich aus dem Abbau der Kohlenhydrate. Bei zunehmend anaerober Arbeit fällt als Stoffwechselendprodukt Laktat an, das ist das Salz der Milchsäure. Es blockiert zunehmend den Fettstoffwechsel. Wenn der Laktatspiegel allzu hoch wird, müssen Sie die körperliche Arbeit beenden – sonst klappen Sie zusammen.

Schwimmen – die ideale Ausdauersportart für jeden, aber leider nicht zum Abnehmen geeignet.

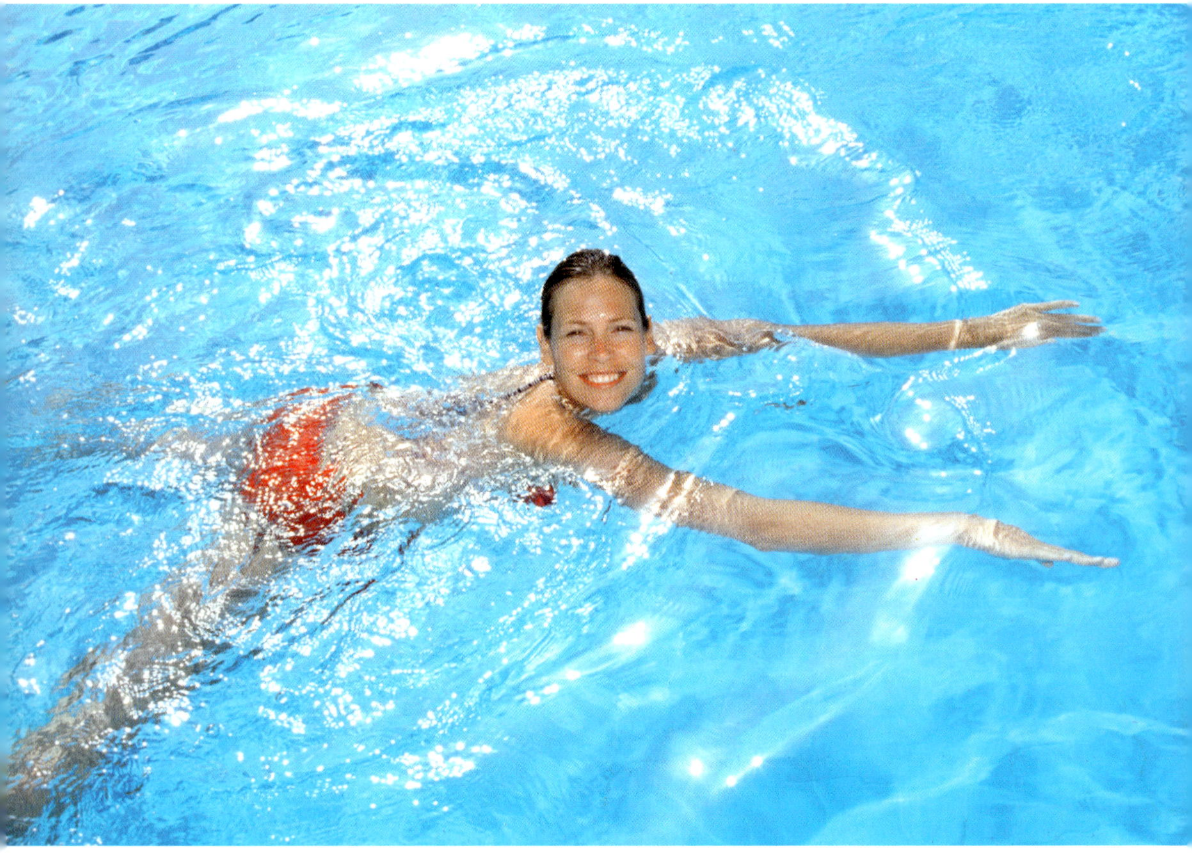

Ausdauersport hat viele Vorteile

Das aerobe Ausdauertraining löst eine Fülle von gesundheitlich wertvollen Anpassungsreaktionen im menschlichen Organismus aus. Wenn Sie vom Ausdauersport noch nicht überzeugt sind, kann Sie vielleicht die folgende Liste motivieren, gleich heute mit dem Walking, Jogging, Schwimmen oder Radfahren anzufangen.

Ausdauersport steigert Ihre Lebensqualität bis ins hohe Alter, denn das aerobe Training

Fettgewebe – Fettstoffwechsel

- bringt Fettdepots zum Schmelzen
- vermindert Speichergift
- senkt die Triglyceridwerte
- senkt das »schlechte« LDL-Cholesterin
- erhöht das »gute« HDL-Cholesterin
- reguliert den Leberstoffwechsel
- beugt der Arteriosklerose vor
- macht schlank

Lunge und Atmung, Blut

- steigert das Lungenvolumen um etwa 30 Prozent
- stärkt die Atemmuskulatur
- steigert die Sauerstoff-Aufnahmekapazität der Lunge
- steigert die Sauerstoff-Transportkapazität der roten Blutkörperchen
- ökonomisiert die Atmung bei Belastung
- erhöht die Versorgung des gesamten Körpers mit Sauerstoff
- steigert die maximale Sauerstoffaufnahme um 20 bis 35 Prozent

Herz-Kreislauf

- stärkt den Herzmuskel
- vergrößert das Herzvolumen (Sportlerherz)
- erhöht die Pumpleistung des Herzens
- fördert die Durchblutung des Herzens
- verbessert den Rückfluss des Blutes zum Herzen
- senkt den Blutdruck
- senkt den Puls (Ökonomisierung der Herzarbeit)

- beugt dem Herzinfarkt vor
- macht die Blutgefäße elastisch
- steigert die Fließeigenschaft des Blutes
- verringert die Neigung zur Blutgerinnselbildung
- steigert das Blutvolumen um 1 bis 1,5 Liter

Muskulatur, Bänder, Gelenke, Knochen

- steigert Anzahl, Größe und Oberfläche der Mitochondrien um das Zwei- bis Dreifache
- verdoppelt die Muskelkraft in den Beinen
- stärkt die Bauch- und Rückenmuskulatur um 25 Prozent
- beugt so Bandscheibenvorfällen und Haltungsschäden vor
- fördert die Muskeldurchblutung
- macht Bänder und Sehnen elastischer und belastbarer
- stärkt die Knochenstrukturen
- beugt so Osteoporose vor
- »schmiert« die Gelenke

Stress

- wandelt negative Stressenergie in positive Bewegungsenergie um
- baut Stresshormone ab
- macht stressresistent

Stoffwechsel, Darm

- verbessert die Insulinempfindlichkeit
- schont so den Insulinvorrat und schützt damit vor Diabetes
- reguliert die Darmtätigkeit

Nervensystem, Immunsystem

- verbessert die Koordination von Bewegungsabläufen
- fördert die Erholungsfähigkeit
- lässt gut schlafen
- stärkt das Immunsystem
- steigert die Gehirndurchblutung
- fördert Konzentrations- und Merkfähigkeit.

Das Fettstoffwechseltraining: langsam und aerob

An dieser Stelle möchte ich zunächst mit einem Missverständnis aufräumen, das sich nach wie vor hartnäckig hält: Der so genannte Fettstoffwechseltrainingsbereich oder die »Abnehmzone« (fettburning zone) ist nicht unbedingt der Bereich, in dem Sie am schnellsten Ihr Körperfett reduzieren können – auch wenn Ihnen sämtliche Kardiogeräte und Herzfrequenztabellen in Ihrem Fitnesscenter dies vorgaukeln wollen. Der Grund: Sie benötigen eine negative Gesamtenergiebilanz, um Ihr Körpergewicht zu reduzieren. Sie müssen also ausreichend Sport treiben oder sich so viel im Alltag bewegen, dass Sie mehr Energie verbrauchen, als Sie über die Nahrung an Kalorien aufnehmen.

Beim Fettstoffwechseltraining gibt es einen Unterschied zwischen dem prozentualen Anteil der Fettverbrennung am Gesamtenergieumsatz und dem Gesamtenergieverbrauch selbst.

Energie aus freien Fettsäuren

Was beim Abnehmen zählt ist die verbrauchte Gesamtenergie. Auch wenn sie beim leichten und langsamen Training anteilig vor allem Fett verstoffwechseln, würden Sie noch deutlich mehr loswerden, wenn Sie schneller bzw. intensiver unterwegs wären, da Sie dann für das höhere Tempo wesentlich mehr Energie aufbringen müssen. Oder anders ausgedrückt:

- Wenn Sie 30 Minuten langsam laufen, nutzt Ihr Körper zur Energiegewinnung etwa 80 bis 90 Prozent freie Fettsäuren.
- Wenn Sie jedoch 30 Minuten schnell laufen, dann nutzt Ihr Körper zur Energiegewinnung etwa 50 Prozent freie Fettsäuren und 50 Prozent Kohlenhydrate. Insgesamt gesehen benötigen Sie für den Tempodauerlauf wesentlich mehr Energie, was bedeutet, dass Sie durch den höheren Gesamtenergieumsatz auch insgesamt gesehen mehr Fett verbrennen.

Wenn Sie Körpergewicht bzw. Fettmasse verlieren wollen, zählt also nicht der prozentuale Anteil der freien Fettsäuren an der Energiegewinnung sondern ausschließlich die Summe der verbrauchten Gesamtenergie.

Sie haben demnach die Wahl: Sie können lange und langsam trainieren oder kürzer und schneller. Mit beiden Methoden erreichen Sie einen hohen Gesamtenergieverbrauch.

Aerobes Training: Walking und Laufen für eine bessere Ausdauer

Wer ins Ausdauertraining einsteigt, sollte immer mit einem sehr langsamen Tempo beginnen, um den Körper schonend an die Belastung zu gewöhnen und die Grundlagenausdauer aufzubauen, die die Basis für jede Sportart und die persönliche Fitness und Gesundheit darstellt.

Vor allem das Walking und das Laufen haben sich bewährt, denn beide Sportarten sind höchst effektiv und lassen sich nahezu überall ohne großen Aufwand durchführen: Einfach die Laufschuhe anziehen und los! Außerdem lässt sich die benötigte Ausrüstung problemlos in jeder Reisetasche verstauen, so dass es auch im Urlaub oder auf Geschäftsreisen keine Ausreden mehr gibt.

Walking – die sportlichere Variante des Gehens – ist eine »sanfte« Form des Ausdauertrainings: Sie gewährleistet einen ausreichenden Trainingsreiz bei gleichzeitig geringer Überlastungsgefahr. Fortgeschrittene, geübte Walker mit trainierter Beinmuskulatur und maximal leichtem Übergewicht können mit einem sanften Einstieg ins Lauftraining beginnen, sofern sie dabei die Vorgaben für ihre Trainingsherzfrequenz nicht überschreiten. Wer sich überfordert, was beim Ausdauertraining subjektiv häufig kaum zu spüren ist, riskiert außer den orthopädischen Überlastungen eine Schwächung des Immunsystems und wird die positiven Effekte kaum erzielen.

Die Technik des Walkings

Gehen unterscheidet sich zunächst vom Laufen durch die fehlende Flugphase: Beim Laufen haben beide Füße kurzzeitig keinen Bodenkontakt, während beim Gehen immer zumindest ein Fuß den Boden berührt. Daraus folgt, dass die vertikalen Bodenreaktionskräfte beim Gehen lediglich beim Ein- bis Anderthalbfachen des Körpergewichts liegen, beim Laufen jedoch das Drei- bis Vierfache des Körpergewichts erreichen.

Aktive Armbewegungen: Walking unterscheidet sich vom »normalen« Gehen zum einen durch die höhere Geschwindigkeit (höhere Schrittfrequenz) und durch den aktiven Armeinsatz, wodurch eine größere Muskelmasse intensiver eingesetzt wird. Winkeln Sie die Ellbogen auf 90 Grad an und schwingen Sie die Arme seitlich am Körper wechselseitig zu den Beinen.

Füße hüftbreit aufsetzen: Im Gegensatz zur leichtathletischen Disziplin Sportgehen erfolgt beim Walking der Fußaufsatz möglichst hüftbreit. So vermeiden

Sie die mit dem geradlinigen Aufsetzen verbundene starke Beckenkippung bei gleichzeitiger Drehbewegung der Wirbelsäule.

Kniegelenke nicht strecken: Beim Aufsetzen des Fußes sollten Sie die Kniegelenke nicht vollständig strecken.

Das »richtige« Tempo: Sportgeher können Spitzengeschwindigkeiten von bis zu 20 km/h erreichen. Das Einstiegstempo beim Walking liegt bei etwa 5 km/h, beim schnellen Walking kommen Sie maximal auf 9 km/h.

Bewegungstechniken im Vergleich

	Walking	Sportgehen	Jogging
Körperhaltung	aufrecht und leicht nach vorne gebeugt	aufrecht und leicht nach vorne gebeugt	aufrecht und leicht nach vorne gebeugt
Aufsatz des Fußes	nebeneinander	geradlinig	nebeneinander
	keine Flugphase: Ein Fuß muss immer Bodenkontakt haben.	keine Flugphase: Ein Fuß muss immer Bodenkontakt haben.	Flugphase: nach dem Abrollen des Fußes Abstoß vom Boden.
	Doppelstützphase: Beim Fußaufsatz müssen beide Füße Bodenkontakt haben.	Doppelstützphase: Beim Fußaufsatz müssen beide Füße Bodenkontakt haben.	
Kniehaltung, wenn der Fuß den Boden berührt	Kniegelenk leicht gebeugt	Kniegelenk gestreckt	Kniegelenk leicht gebeugt
Bewegungen von Becken und Schulter	um die Längsachse	um die Längs- und Tiefenachse, d.h. Verwringung der Becken- und Schulterachse	um die Längsachse
Armschwung	seitlich am Körper	vor dem Körper bis zur Körpermitte	seitlich am Körper

Physiologische Aspekte des Walkings

Damit sich der Stoffwechsel und das Herz-Kreislaufsystem an die Ausdauerbelastung messbar anpassen, muss das Training mit einer Intensität von wenigstens 50 Prozent der maximalen Sauerstoffaufnahme durchgeführt werden. Das ermittelte das American College of Sports Medicine.

Gesundheitssportler kommen beim Walkingtraining ohne weiteres auf 60 Prozent der maximalen Sauerstoffaufnahme bzw. auf 70 Prozent der maximalen Herzfrequenz (220 minus Lebensalter). Selbst beim besser trainierten Freizeitsportler ist ein solcher Intensitätsbereich möglich – allerdings sind hierzu Geschwindigkeiten erforderlich, die technisch nur noch mit großer Mühe realisierbar sind, nämlich mehr als acht Kilometer pro Stunde.

Der Energieverbrauch beim Walking mit einer Geschwindigkeit von 6,4 Kilometer pro Stunde beträgt in Abhängigkeit vom Körpergewicht 20 bis 30 kJ/Minute. Bei einer 80 Kilogramm schweren Person liegt er um 50 Prozent höher als bei einer Person mit einem Körpergewicht von nur 50 Kilogramm.

Übrigens: Eine Studie mit Männern mittleren und höheren Alters zeigte, dass schon 15 Kilometer entsprechend 3,5 Stunden normalen Gehens pro Woche das Risiko für Herz-Kreislauf-Erkrankungen – unabhängig von anderen Risikofaktoren – signifikant vermindert.

Für wen eignet sich das Walking?

Walking scheint insbesondere für den Sport-Neu- bzw. -Wiedereinsteiger sowie ältere Personen eine nahezu ideale Bewegungsform zu sein. Für sie ist das Walking ein guter Einstieg in eine aktivere Lebensgestaltung: Sie können ihre körperliche Leistungsfähigkeit langsam steigern und reduzieren zugleich das Risiko für Herz-Kreislauferkrankungen deutlich.

- Für Personen mit Übergewicht eignet sich das Walking eher als das Jogging, da es dabei zu deutlich weniger Stoßbelastungen und damit seltener zu orthopädischen Beeinträchtigungen kommt.
- Bei Sport(wieder)einsteigern und so genannten Risikogruppen wie Herzpatienten bietet sich das Walking an, weil man sich dabei nicht so schnell überfordern kann wie beim Jogging.
- Für Gesundheits- oder Freizeitsportler im mittleren Leistungsbereich ist – abhängig vom Geländeprofil – eine Mischung aus Walking- und Joggingphasen sinnvoll.
- Für leistungsfähigere Personen ist Jogging in der Regel die effektivere Sportart.

Tipp: Suchen Sie sich eine Gruppe, mit der Sie sich ein- oder zweimal pro Woche zum Walking treffen können. Gemeinsam macht es mehr Spaß.

Rechte Seite:
Das Walking ist leicht zu erlernen und strengt nicht sonderlich an. Viele bleiben bis ins Alter dabei.

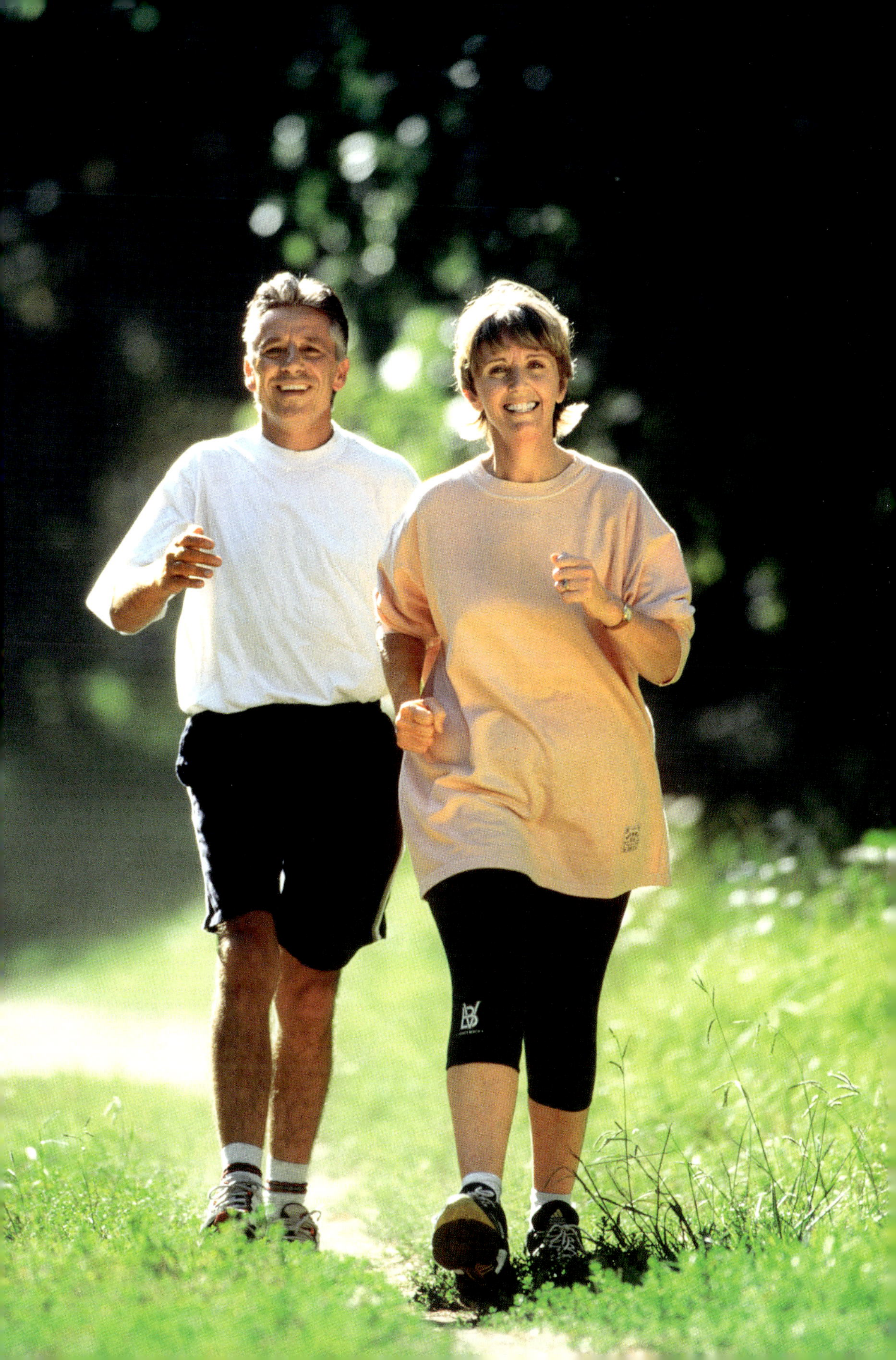

Die richtige Ausrüstung fürs Walking

Die Schuhe sind die wichtigsten Bestandteile der Walking-Ausrüstung:

- Walkingschuhe zeichnen sich durch eine leicht gerundete Sohlenform (»Schaukelstuhlform«) aus und haben im Vergleich zum Joggingschuh eine dünnere und elastischere Zwischensohle. Dadurch soll die natürliche und Kraft sparende Abrollbewegung des Fußes gefördert werden.
- Joggingschuhe eignen sich vor allem bei Übergewicht, Gelenkbeschwerden oder Training auf hartem Untergrund, denn durch die höheren Aufprallkräfte beim Laufen sind Joggingschuhe in der Regel besser gedämpft als Walkingschuhe.
- Trialschuhe haben sich bei einem steinigen Untergrund oder bei gröberem Gelände bewährt.

Eine Walking- bzw. Laufanalyse per Video ist bei jedem Schuhkauf sehr zu empfehlen, um orthopädischen Über- und Fehlbelastungen vorzubeugen, die sich vom Sprunggelenk bis zur Wirbelsäule erstrecken können. Viele Sportschuhfachgeschäfte bieten diesen Service bereits kostenlos an. Wenn Ihr Orthopäde feststellt, dass Ihre Füße – zum Beispiel bei X- oder O-Beinen – falsch aufstehen, sollten Sie das beim Schuhkauf berücksichtigen.

Tipp: Eine Liste von empfehlenswerten Sportbekleidungsgeschäften in Deutschland finden Sie unter www.despeghel-partner.de.

Wetterfeste Kleidung: Für das Walking und das Laufen gilt wie für alle anderen Sportarten, die in freier Natur ausgeübt werden: »Es gibt kein schlechtes Wetter, sondern nur ungünstige Bekleidung.« Kaufen Sie sich deshalb so genannte wetterfeste Funktionskleidung. Sie hält Nässe von außen ab, leitet aber gleichzeitig die Feuchtigkeit von innen nach außen – ein wichtiger Aspekt, um Erkältungen vorzubeugen.

Empfehlungen für das Walking

Das Tempo beim Walking kann man mit Worten wie »zügiges Gehen«, »strammes Marschieren« oder »sportlich flottes Gehen« beschreiben.

Die einfachste und genaueste Tempokontrolle bietet ein elektronisches Herzfrequenzmessgerät, das EKG: Es ermittelt die Herzfrequenz mit einem Brustgurt und sendet sie an die zugehörige Uhr am Handgelenk. Jedes gute Sportgeschäft bietet qualitativ hochwertige Modelle an, die sich vor allem in der Anzahl der Funktionen unterscheiden. Einfachste Modelle gibt es ab etwa 50 Euro. Im Prinzip benötigen Sie lediglich die Herzfrequenzanzeige und eine

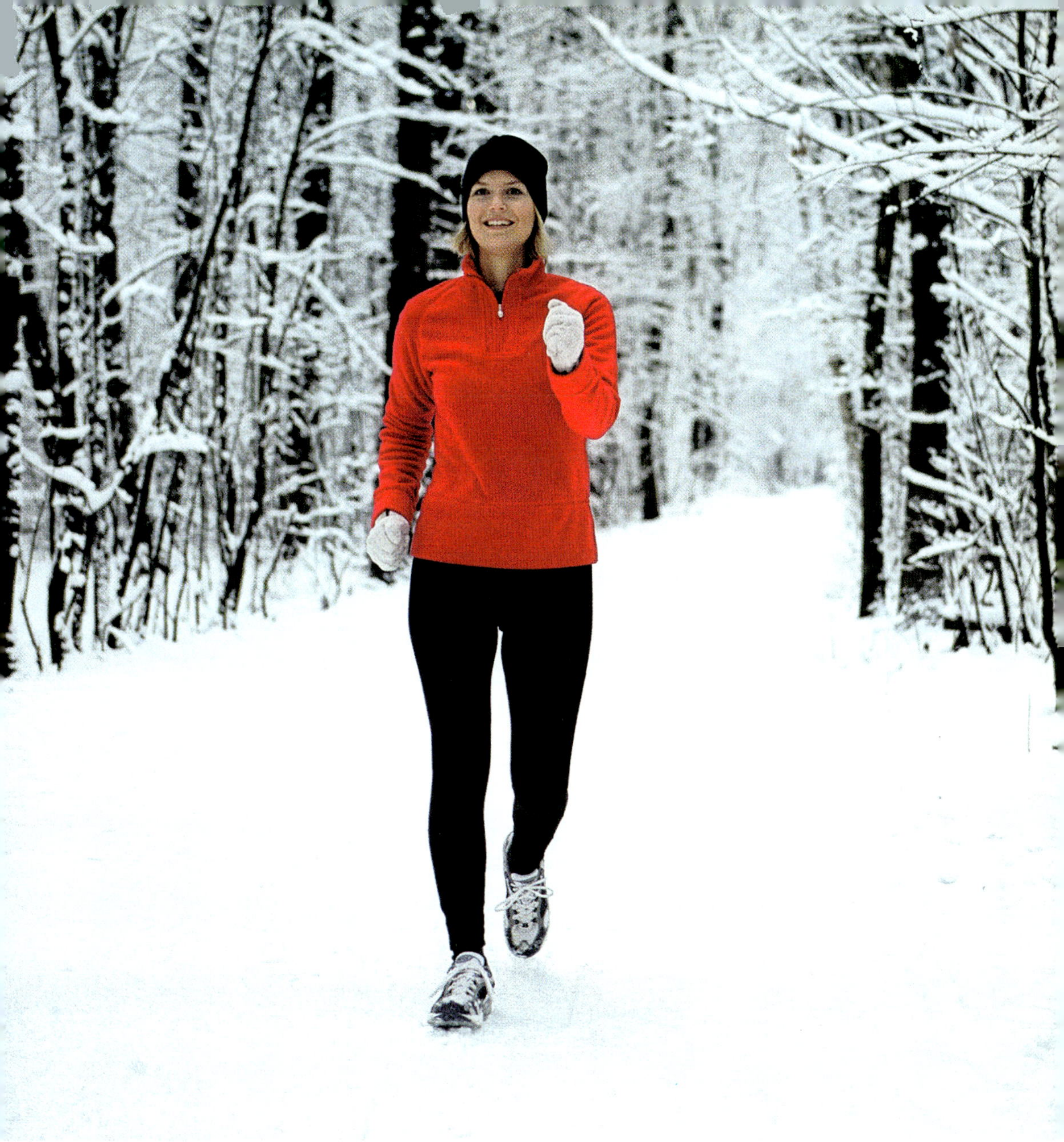

einstellbare Ober- und Untergrenze. So wird Ihre Trainingsuhr zu Ihrem Personal-Trainer, weil Sie Ihnen durch akustische Signale mitteilt, wenn Sie zu langsam oder zu schnell unterwegs sind.

Mit der richtigen Funktionskleidung ist Walking bei jedem Wetter möglich.

Die maximale Herzfrequenz ergibt sich als 220 minus Lebensalter oder kann genauer anhand eines Laufband-Stufentests ermittelt werden. Den optimalen Trainingsbereich können Sie mit Hilfe einer Faustformel berechnen:

- Einsteiger trainieren bei 65 bis 75 Prozent der maximalen Herzfrequenz.
- Fortgeschrittene trainieren bei 75 bis 80 Prozent der maximalen Herzfrequenz.

Optimaler Puls für einen 45-jährigen Einsteiger:

$(220 - 45) \times 0{,}65 = 113{,}75$

$(220 - 45) \times 0{,}75 = 131{,}25$

Der optimale Trainingsbereich für einen 45 Jahre alten Einsteiger liegt also bei einem Puls zwischen 114 und 131. Ganz exakt lässt sich der optimale Trainingsbereich im Labor mit einem sportartspezifischen Feldstufentest und anhand einer Laktatdiagnostik ermitteln.

Tipp: Bundesweite Adressen für Testzentren finden sich unter www.despeghel-partner.de.

Für die anderen Ausdauersportarten gelten folgende Faustformeln, sie können jedoch im Einzelfall auch stark davon abweichen:

- Radfahren/Fahrrad-Ergometer: 10 bis 15 Pulsschläge weniger
- Schwimmen: 15 bis 20 Pulsschläge weniger
- Inline-Skating: etwa 10 Pulsschläge mehr

Energieverbrauch beim Walking bzw. Jogging

	maximale Leistungsfähigkeit*	empfohlene Geschwindigkeit beim Walking/Jogging**	Energieverbrauch
weniger leistungsfähiger, älterer Gesundheitssportler	unter 2 Watt pro Kilogramm Körpergewicht	5 bis 6 km/h	etwa 20 kJ/Minute
normal leistungsfähiger Gesundheitssportler mittleren Alters	2 bis 3 Watt pro Kilogramm Körpergewicht	6 bis 7,5 km/h	etwa 20 bis 30 kJ/Minute
leistungsfähigerer jüngerer Freizeitsportler	mehr als 3 Watt pro Kilogramm Körpergewicht	7,5 bis 9 km/h	etwa 30 bis 45 kJ/Minute

Die Angaben gelten für eine 70 Kilogramm schwere Person.

* Ihre maximale Leistungsfähigkeit können Sie in leistungsdiagnostischen Zentren mit Hilfe eines Laufbandtests oder eines Fahrradergometers messen lassen.

** Die Werte gelten nicht nur fürs Walking, sondern auch fürs Jogging/Laufen und für das Crosstraining.

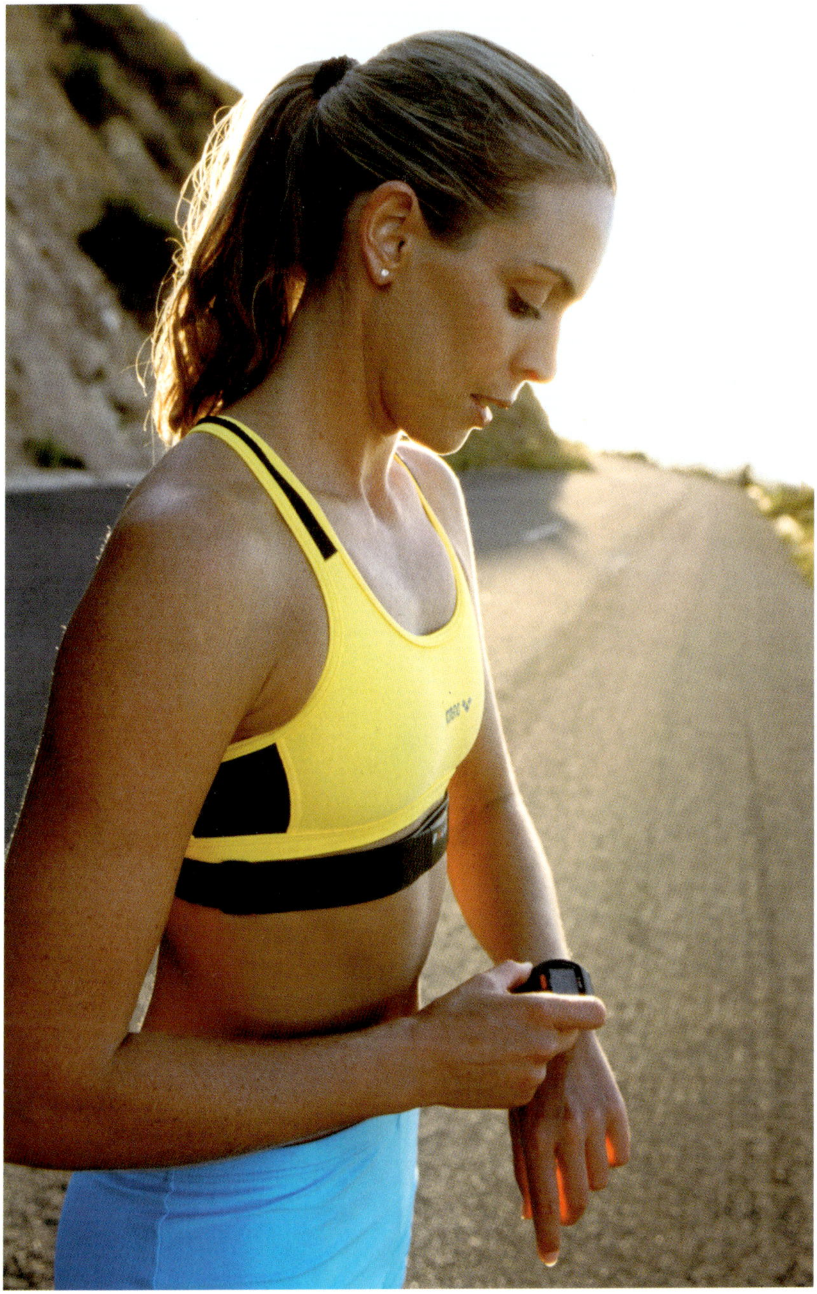

Mit dem Herzfrequenzmessgerät können Sie jederzeit im optimalen Bereich trainieren.

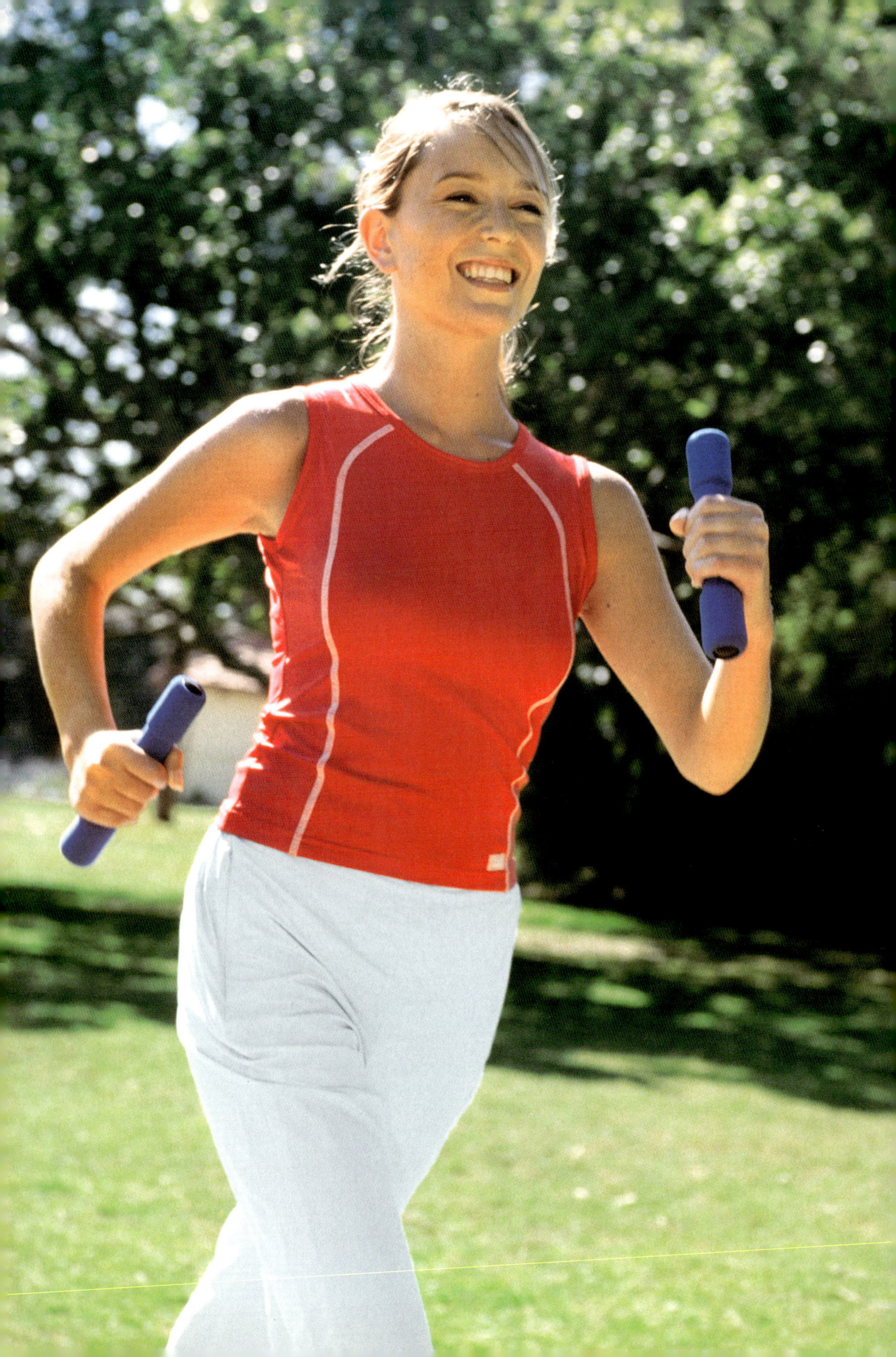

Aufbauprogramm für Einsteiger

Wenn Sie bislang noch nicht viel Sport gemacht haben oder nach einer längeren Pause wieder einsteigen wollen, sollten Sie mit einem Aufbauprogramm – und zwar mit 15 bis 20 Minuten Walking – beginnen und zwischendurch Gehpausen einlegen.

Das Ziel fürs Walking und fürs Jogging bzw. Laufen sollte sein:

- mindestens zwei- bis dreimal pro Woche
- jede Trainingseinheit mindestens 30 Minuten und höchstens 60 Minuten.

Wenn Sie sich beim Walking steigern wollen, haben Sie zwei Möglichkeiten:

Wogging: Sie können zum schnellen Walking kleine Hanteln oder Gewichtsmanschetten mitnehmen.

Walken in hügeligem Gelände: Eine deutliche Steigerung des Sauerstoffverbrauchs tritt in hügeligem Gelände auf. Bei einer Steigung von fünf Prozent erhöht sich der Energiebedarf um 60 Prozent. Wenn die Strecke etwas auf- und abführt, kräftigen Sie »nebenbei« auch die vordere und hintere Oberschenkel-, Gesäß- und untere Rückenmuskulatur.

Grundprogramm für mehr Fitness

Trainieren Sie an drei aufeinander folgenden Tagen und legen Sie dann einen lauffreien Tag ein. Unsere Empfehlung:

1. Tag: 40 bis 60 Minuten Dauerlauf mit 75 bis 80 Prozent der maximalen Herzfrequenz

2. Tag: 40 bis 60 Minuten Dauerlauf mit höherer Intensität

3. Tag: 60 bis 90 Minuten Dauerlauf mit 60 bis 75 Prozent der maximalen Herzfrequenz.

Wer seine Leistung steigern möchte oder wer auch mal an einem Wettkampf teilnehmen möchte, sollte mindestens dreimal pro Woche Ausdauersport machen, eine Einheit davon sollte eine höhere Intensität haben. Dazu bieten sich drei sehr einfache und effektive Methoden an:

- Tempodauerlauf: Sie laufen die ganze Strecke mit 80 bis 85 Prozent der maximalen Herzfrequenz.
- Sprints einlegen: Der Läufer spielt mit der Geschwindigkeit und bestimmt die Dauer und die Intensität der Belastung selbst, wobei häufig ein höheres Tempo angestrebt werden sollte. Das können zum Beispiel 3- bis 10-minü-

Linke Seite:
Ideal für die Leistungssteigerung beim Walking: Nehmen Sie zwei kleine Hanteln mit.

tige Tempodauerläufe sein oder mehrere Sprints bzw. Steigerungsläufe über 80 bis 100 Meter Länge. Zwischen den schnellen Läufen sollte sich die Herzfrequenz durch Walking oder Traben wieder auf 70 bis 75 Prozent der maximalen Herzfrequenz reduzieren.

- Schnell zurücklaufen: 25 Minuten locker laufen (70 bis 75 Prozent der maximalen Herzfrequenz), dann umdrehen und dieselbe Strecke so schnell wie möglich wieder zurücklaufen. Wenn das Ziel in Sicht ist, noch zwei bis drei Sprints über 80 bis 100 Meter anschließen.

Diese intensiveren Trainingseinheiten sind für Fortgeschrittene und maximal leicht Übergewichtige geeignet und sollten immer eine 10-minütige Aufwärmphase (langsames Traben bzw. schnelles Walking) und eine 5- bis 10-minütige Abwärmphase beinhalten.

So dehnen Sie sich richtig

Am Ende jeder Trainingseinheit sollten Sie Ihre Muskulatur fünf bis zehn Minuten lang dehnen. So löst sich der erhöhte Spannungszustand in der Muskulatur und Ihr Körper beginnt wesentlich schneller, sich zu regenerieren. Die Vorteile des Stretchings nach dem Training:

- Die Muskulatur und die Sehnen bleiben elastisch und geschmeidig. So beugen Sie Überlastungen und Verletzungen vor.
- Sie fühlen sich nach dem Training leichter, entspannter und erholter.

Die folgenden Übungen sollten Sie jeweils zwei- bis dreimal wiederholen.

Seitenmuskulatur des Rumpfes

Stellen Sie sich aufrecht hin, legen Sie die rechte Hand in die Hüfte und beugen Sie sich langsam in der Taille seitwärts nach rechts. Halten Sie dabei den linken Arm gerade über den Kopf. Bleiben Sie in dieser Haltung 10 bis 15 Sekunden lang. Den Stretch spüren Sie in der Seite. Lösen Sie sich langsam aus dem Stretch und wechseln Sie die Seite.
Achtung: Machen Sie keine ruckartigen Bewegungen!

Großer Brustmuskel

Stellen Sie sich aufrecht mit dem Rücken an eine Wand, die Arme hängen neben dem Körper, die Füße stehen hüftbreit auseinander. Ziehen Sie den Oberkörper nach vorne und außen, so dass die Brustpartie so weit wie möglich

nach vorn gedrückt wird. Spüren Sie die Spannung in der Brust vorwärts zur Vorderseite der Schultern und verbleiben Sie so 20 Sekunden lang.
Alternative: Sie können sich auch rückwärts stehend an einer Sprossenwand festhalten, als wollten Sie diese ausreißen. Die Übung funktioniert auch mit einem Ballschutznetz. Wenn Sie den Arm dabei waagerecht halten, dehnen Sie verschiedene Komponenten der Brustmuskulatur mit.

Vordere Oberschenkelmuskulatur

Stellen Sie sich aufrecht hin, winkeln Sie das Knie an und halten Sie den Rist Ihres Fußes mit der Hand fest. Führen Sie den Fuß nach hinten hoch, so dass die Ferse das Gesäß berührt und ein Spannungsgefühl auf der Vorderseite des Oberschenkels auftritt. Verbleiben Sie 20 bis 30 Sekunden im Stretch.

Hintere Oberschenkelmuskulatur

Stellen Sie sich aufrecht hin, beugen Sie sich in der Hüfte nach vorn und halten Sie den Rücken gerade. Dies ist einfacher, wenn Sie geradeaus blicken und die Hände auf dem Rücken halten. Der Stretch wird wirkungsvoller, wenn Sie das abstützende Bein noch mehr beugen. Die Position halten Sie 20 bis 30 Sekunden bei.

Leistenmuskulatur

Gleiten Sie aus dem Stand mit dem gestreckten Bein seitwärts. Halten Sie dabei den Rücken so gerade wie möglich. Spüren Sie die Spannung auf der Innenseite der Leiste. Verbleiben Sie so 20 bis 30 Sekunden.

Wadenmuskulatur

Stellen Sie sich in Schrittposition, strecken Sie das hintere Bein noch weiter nach hinten, lassen Sie den Körper nach vorn fallen und führen Sie die Hüfte vor. Spüren Sie die Spannung in der Wade und verbleiben Sie so 20 bis 30 Sekunden lang.

Wadenmuskulatur und Achillessehne – mit gebeugtem Kniegelenk

Senken Sie aus dem Stand die Hüfte und beugen Sie das Knie so nach vorn, dass die Spannung im unteren Teil der Wade spürbar wird. Behalten Sie die Ferse während der 20 bis 30 Sekunden des Stretchs am Boden.

Alternative: Den »Achillesstretch« kann man auch kniend ausführen. Dann heben Sie die Ferse des aufgesetzten Fußes ein bis zwei Zentimeter vom Boden und strecken den Rist des anderen Fußes gegen den Boden lang. Die Zehen zeigen dann nach hinten. Den Schenkel führen Sie mit einer leichten Bewegung so nach vorn, dass Sie die Spannung in der Fersensehne spüren. Verbleiben Sie wenigstens 15 Sekunden so, wobei Sie die Hände vor dem Körper auf den Boden stützen.

Tipp: Wenn Sie direkt nach dem Training keine Zeit zum Dehnen haben, können Sie das – in abgespeckter Form – auch unter der Dusche nachholen.

Am besten morgens laufen

Stehen Sie 40 Minuten früher als sonst auf, ziehen Sie Ihre Trainingssachen und die Laufschuhe an. Trinken Sie eine Tasse Kaffee – und dann geht's los! Suchen Sie sich eine Strecke aus, für die Sie beim Walking oder Jogging 30 Minuten brauchen, am besten starten Sie gleich vor der Haustür. Überprüfen Sie Ihren Puls mit einem Herzfrequenzmesser und versuchen Sie nach fünf bis zehn Minuten Ihren optimalen Pulsbereich zu erreichen und zu halten. Wenn Sie wieder zurück nach Hause kommen, dehnen Sie sich zehn Minuten lang und duschen dann.

Das Frühstück wird Ihnen besonders gut schmecken, denn Sie haben schon Fett verbrannt und fühlen sich leicht: Sie fühlen sich tatkräftig, haben gute Laune und können lächelnd in den Tag starten. Auch Ihre Umwelt wird sehr positiv darauf reagieren.

Beginnen Sie damit, dass Sie erst einmal in der Woche, zum Beispiel am Samstag, laufen und steigern Sie sich dann auf zwei- bis dreimal pro Woche. Ein bewährter Rhythmus ist Samstag, Montag (zu Beginn der neuen Arbeitswoche) und dann Mittwoch oder Donnerstag. Sie werden sehen, dass Sie dieses Programm konsequent durchhalten können, wenn Sie es nur wollen – selbst auf Geschäftsreisen können Sie diese 40 Minuten am Morgen für sich persönlich nutzen. Um Zeit zu sparen, lassen Sie sich das Frühstück dann aufs Zimmer bringen. Dieser Extra-Service kostet vielleicht etwas, Ihr Körper wird Ihnen jedoch das morgendliche Training den ganzen Tag über danken.

Wenn Sie sich für das Programm »Tausche Fett gegen Muskel« entschieden haben, sollten Sie das aerobe Training nicht übermäßig ausdehnen, denn es wird durch ein intensives Gewichtstraining ergänzt (siehe Seite 93).

Aerobes Training für den Muskelaufbau

Bislang habe ich beschrieben, welchen Stellenwert die Ernährung und das Ausdauertraining haben. Der dritte Bestandteil des Programms »Tausche Fett gegen Muskel« ist das Muskeltraining, denn Sie wollen ja nicht nur Ihr Fett abbauen, sondern die Menge, die Sie an Fett verlieren, gleichsam als Muskel aufbauen.

Vergessen Sie also spätestens ab jetzt endgültig, Ihren Körper nach Kilogramm zu bewerten – ganz gleich, welche Formel Sie dafür benutzen. Diese Zeiten sind vorbei. Wenn Sie morgens vor den Spiegel treten und zum ersten Mal zu sich sagen können »Mensch, siehst du gut aus, du bist toll«, dann beginnt an diesem Tag für Sie ein neues Leben. Anstatt dass Ihre Seele morgens beim Anblick im Spiegel »in den Keller geht«, lebt sie auf, und Sie beginnen Ihren Tag ganz anders. Nicht mit Missmut und wenig Selbstwertgefühl, sondern mit Zutrauen, einem Gefühl von Kraft und fast narzistischer Lebensfreude.

Ihr Alltag beginnt mit dem Gefühl der überlegenen Leichtigkeit. Sie haben um sich herum ein Kraftfeld aufgebaut und merken plötzlich, dass alles leichter wird. Um Sie herum ordnet sich alles in Ihrem Kraftfeld wie Eisenspäne im Magnetfeld, Sie haben eine Aura. Probleme strengen Sie nicht mehr an, Sie lösen sie. Menschen belasten Sie nicht mehr, sie bewundern Sie und folgen Ihnen, nicht mehr auf Anordnung, sondern weil sie Sie – Ihre Kraft und Ihre Leichtigkeit – einfach akzeptieren. Ihr Lebensstil, Ihr Umgang mit der Familie und den Kollegen ändern sich, Ihr neues Leben hat begonnen. Denn Sie haben es erreicht: »Soul follows body«.

»Tausche Fett gegen Muskel« heißt dreimal pro Woche eine Stunde Muskel aufbauendes Training.

Drei Stunden Eigenzeit gewinnen

Viele Menschen können sich nicht vorstellen, wie sie drei Stunden pro Woche für ein Muskeltraining erübrigen können. Dann heißt es schnell: »Das schaffe ich niemals!«, »So viel Zeit habe ich nicht!« und »Ich kann mir nicht vorstellen, mein Leben so umzuorganisieren, dass das klappt!«.

Wenn Sie gut aussehen wollen, hilft es aber nichts, den Weg nur halb zu gehen und sich weiter mies zu fühlen. Der Trick: Gewinnen Sie »Eigenzeit« und zwar drei Stunden pro Woche, und zwar jeweils eine Stunde am Montag, am Mittwoch und am Freitag, zum Beispiel zwischen 18 Uhr und 19 Uhr. Sie werden merken, dass es Ihnen sehr gut bekommt, wenn Sie dreimal pro Woche vor

18 Uhr aus dem Büro gehen. Falls es wichtige Termine gibt, so stehen Sie jederzeit nach 19 Uhr wieder zur Verfügung. Sie werden aber merken: Die meisten Termine haben dann sowieso keine Eile mehr.

So ermitteln Sie Ihren Körperfettanteil

Wenn Sie zugleich Fett ab- und Muskeln aufbauen wollen, ist Ihr Körpergewicht nicht mehr das Maß aller Dinge. Was zählt, ist einzig und allein Ihr Spiegelbild: Sie wollen gut aussehen und einen wohl proportionierten Körper haben. Die Kilos sind dabei nebensächlich, viel entscheidender ist Ihr Körperfettanteil.

Nehmen wir an, Sie sind 170 Zentimeter groß: Dann wäre es wünschenswert, wenn Sie etwa 70 Kilogramm wiegen würden. Der Wert ergibt sich durch die Rechnung: Körpergröße (in Zentimetern) minus 100. Ideal wäre dabei ein Körperfettanteil

- beim Mann zwischen 10 bis 15 Prozent
- bei der Frau zwischen 15 bis 20 Prozent.

Menschen mit diesen Werten gelten nach den modernen Gesundheitsrichtlinien der Fitnessmedizin als »schlank.«

Es gibt mehrere Methoden, das Körperfett zu messen – für den Privatgebrauch hat sich die so genannte Impedanzmethode bewährt.

Impedanzmethode: Um den elektrischen Widerstand Ihres Körpers messen zu können, klebt man Elektrodenplättchen wie ein Pflaster auf die Haut. So wird in Ihrem Körper ein homogenes Wechselstromfeld mit konstanter Stromstärke erzeugt und der dabei anfallende Gesamtwiderstand, die so genannte Impedanz, kann in der Maßeinheit Ohm gemessen werden. Abhängig von Größe, Gewicht, Alter und Geschlecht ermittelt eine Spezialsoftware dann den Körperfettanteil. Der Computer vergleicht Ihre persönlichen Daten mit den Werten einer Datenbank. Wenn Sie die Messungen häufig wiederholen, können Sie Ihre Erfolge genau kontrollieren und das Training gegebenenfalls anpassen.

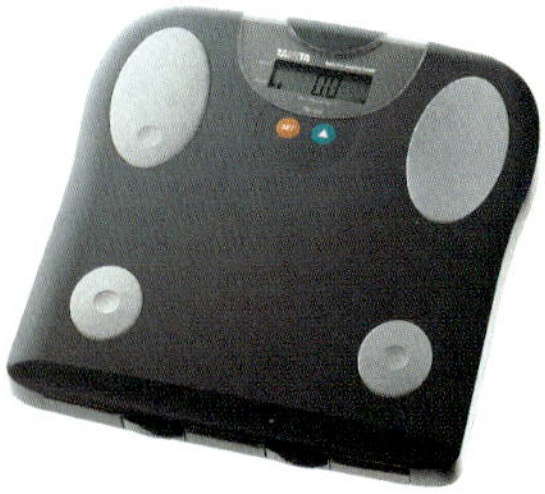

Moderne Körperfettanalysewaagen wie die hier abgebildete Tanita-Waage informieren schnell und unkompliziert über den aktuellen Gesundheitszustand.

Die Tanita-Waage: Vorteile haben Modelle, die auch im Athletmodus messen können. Denn so können Sie den Punkt feststellen, an dem Sie Ihr Ziel komplett erreicht haben. Ich kann die Modelle TBF-551, 531-A und 622 empfehlen. Wenn Sie die Waage nur für sich selbst brauchen, eignet sich auch das Modell 612.

Futrex Methode: Die neue Technologie zur Bestimmung von Körperfettanteil, fettfreier Körpermasse und Körperflüssigkeit bedient sich der NIR-Energie (die Abkürzung steht für »near-infrared«, also nahe Infrarot). Das in sich geschlossene optische System produziert NIR-Energie und ermöglicht über einen Lichtstab quantitative Messungen. Über den integrierten Mikroprozessor bzw. den Thermodrucker können Sie verschiedene Mess- und Auswertungsmöglichkeiten sowie Optionen für eigene Verlaufsuntersuchungen nutzen. Ergänzt wird das System durch eine serielle Schnittstelle (direkter Druck einer Fitnessanalyse mit einem externen Drucker) sowie durch eine IBM-kompatible Software.

Die Messung erfolgt am Bizeps des dominanten Arms. Der Hintergrund: Das United States Department of Agriculture (USDA) hat in einer Studie bescheinigt, dass die Messung am Bizeps in direkter Relation zum Gesamtkörperfettanteil steht und die beste Korrelation zur hydrostatischen Wiegemethode bietet.

Die Körperfettmessung mit Near-Infrarot-Technologie hat im Vergleich zu anderen gängigen Methoden unter anderem den Vorteil, dass Sie keine Bedingungen einhalten müssen. Denn ganz gleich, ob Sie vor der Messung etwas essen oder trinken, ob Sie Medikamente einnehmen, Ihre Menstruation haben oder gerade vom Sport kommen: Die Messresultate werden davon nicht beeinflusst.

Den Erfolg von »Tausche Fett gegen Muskel« können Sie nur vor dem Spiegel und mit der Fettbestimmung messen.

Mit einem Trainingspartner sind Sie erfolgreicher

Sie können das Programm »Tausche Fett gegen Muskel« sicherlich auch allein bewältigen. Doch es hat sich gezeigt, dass es leichter fällt, am Ball zu bleiben, wenn man sich mit jemandem zum Training verabredet. Denn wenn der andere zu den vereinbarten Terminen auf Sie wartet, besiegen Sie Ihren inneren Schweinehund besser und lassen keine Ausreden mehr zu. Suchen Sie sich also einen jungen Sportler, einen Natural-Bodybuilder oder einen Gleichgesinnten, mit dem Sie sich regelmäßig zum Training treffen.

Sie entwickeln im ganz privaten Wettbewerb Ehrgeiz, die Ziele stecken Sie sich selbst. Im Fitnessstudio finden Sie Gleichgesinnte und können sich – ohne Rücksicht auf jegliche Hierarchie – über Ihre Interessensgebiete unterhalten. Im Laufe einiger Wochen schon werden Sie merken, dass Sie beim Training sehr gut abschalten können.

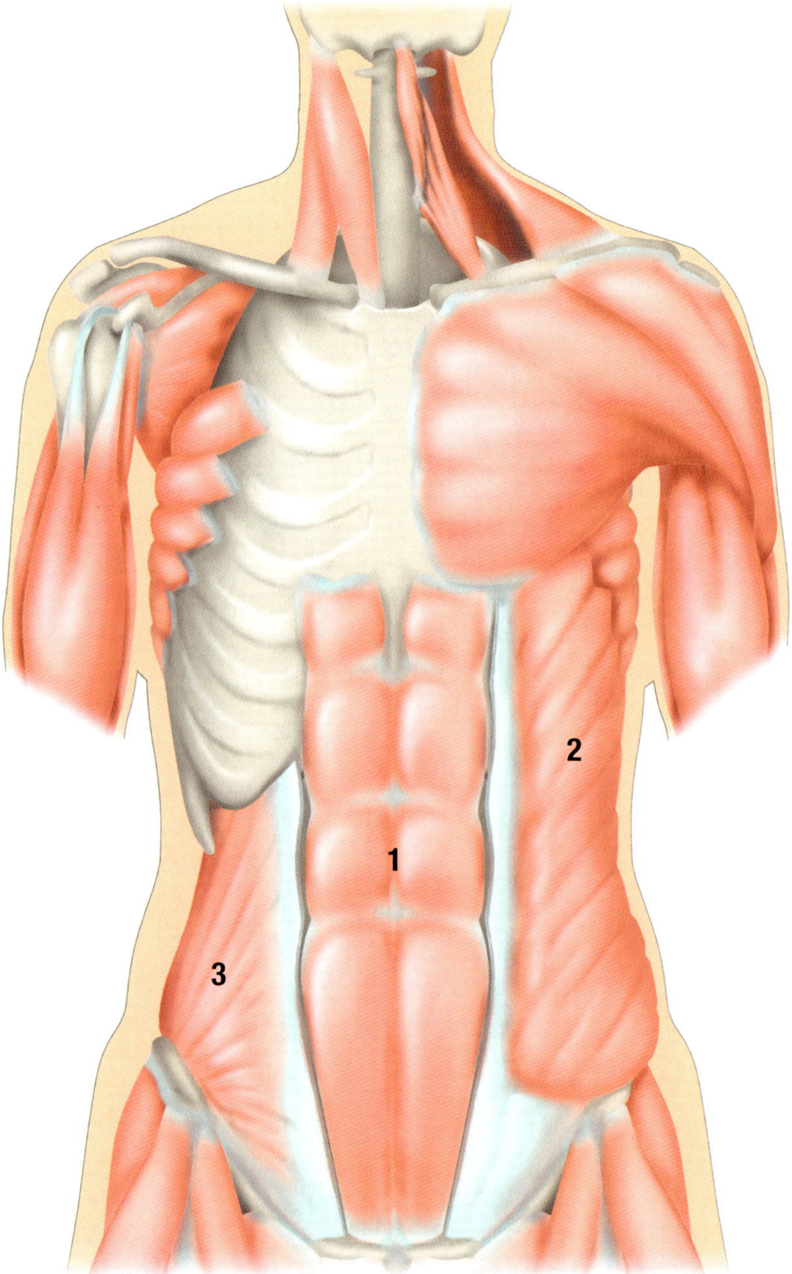

Gerader Bauchmuskel (1), äußerer schräger Bauchmuskel (2) und innerer schräger Bauchmuskel (3)

Drei Gruppen von Bauchmuskeln

Für das Krafttraining ist es wichtig zu wissen, dass die Bauchmuskulatur im Wesentlichen aus drei Muskelgruppen besteht:

- Der gerade Bauchmuskel reicht vom unteren Ende des Brustkorbs von der Mitte, vom so genannten Schwertfortsatz, rechts und links von der Mittellinie des Bauches bis hinunter in den Unterbauch und setzt am oberen Teil des Schambeines an. Wenn Sie diesen Muskel zusammenziehen, nähert sich der Brustkorb dem Becken. Für eine aufrechte Haltung müssen die vorderen geraden Bauchmuskeln mit den Rückenmuskeln zusammenarbeiten.
- Der äußere schräge Bauchmuskel ist der größte Bauchmuskel, er umfängt den Bauch vom Rücken bis nach vorne wie ein Käfig. Seinen Ursprung hat dieser Muskel an der 5. bis 12. Rippe, er überkreuzt dann die Mittellinie und setzt an der gegenüberliegenden Hüftseite und am Lendenband an. Wenn Sie diesen Muskel zusammenziehen, beugt sich der Körper wie durch eine Rotation zur entgegen gesetzten Seite. Wenn sich beide Muskeln zusammenziehen, beugt sich der gesamte Oberkörper nach vorne, im Zusammenspiel mit dem geraden Bauchmuskel.
- Der innere schräge Bauchmuskel setzt am Dammbeinkamm an – also oben am Hüftknochen – und geht zur neunten bis zwölften Rippe. Wenn er sich zusammenzieht, beugt er den Rumpf zu der gleichen Seite hin.

»Tausche Fett gegen Muskel« heißt, Zeit in Muskel umzuwandeln.

Das erste Trainingsprinzip: Muskeln, Masse und Kraft aufbauen

Muskeln wachsen nur in der Ruhephase und diese muss lang genug sein, um den Muskel mit erneutem Reiz zu »überraschen«. Damit sich der Muskel nicht an eine Belastung »gewöhnen« kann, belasten Sie die Muskelgruppen an drei Tagen nacheinander – das nennt man »Splittraining«.

Der Muskelaufbau ist »harte« Arbeit mit immer höheren Gewichten, Sie müssen bis an Ihre Leistungsgrenze kommen. Dann aber erreichen Sie die maximale Stoffwechselsteigerung, die noch zwei bis drei Tage anhält. Wenn im Trainingsprogramm dann schon die nächste Muskelgruppe folgt, hat jede trainierte Muskelgruppe eine Woche Zeit, sich zu erholen und kräftiger zu werden (»Superkompensation«).

»Tausche Fett gegen Muskel« folgt dem Prinzip der maximalen Anstrengung bei maximaler Erholung.

Es gibt Trainingsprogramme, bei denen Sie dreimal pro Woche den ganzen Körper trainieren – das nützt Ihnen aber nicht viel, weil Sie den Muskel und sich selbst zu sehr anstrengen. Nicht selten kommt es dann zum »Übertraining« (siehe Seite 116). Lassen Sie sich also nicht von so genannten »Trainingsexperten« verunsichern. Das Ziel sind keine überanstrengten »Muskelberge« und auch kein Waschbrettbauch, sondern ein gut trainierter, schlanker, muskulöser Körper.

Vorschläge für das Splittraining

Charakteristisch für das Splittraining ist, dass Sie nicht den ganzen Körper sondern jede Muskelgruppe einzeln trainieren und zwischendurch eine Pause einlegen. Jede Muskelgruppe trainieren Sie maximal einmal pro Woche:

- Brust, Trizeps, Schulter (1. Tag)
- Beine, Bauch (2. Tag)
- Rücken, Bizeps, Bauch (3. Tag)

Das Trainingsprogramm ist in zwei Blöcke geteilt, denn Sie wechseln zwischen zwei Prinzipien:

- Drei bis vier Wochen lang bauen Sie Muskeln, Masse und Kraft auf, in dem Sie mit dem maximalen Gewicht trainieren (siehe Seite 116).
- In den folgenden drei bis vier Wochen geht es um die Kraftausdauer. Dabei trainieren Sie mit der maximalen Leistung (siehe Seite 120).

Mit diesem Krafttraining erreichen Sie eine optimale Fettverbrennung im Rahmen von »Tausche Fett gegen Muskel«.

Erster Tag (zum Beispiel Montag)

Brust	Trizeps	Schulter
Bankdrücken	Stirnpresse, Supersatz mit Engbankdrücken	Kurzhantelfrontdrücken im Sitzen
Fliegende Bewegungen	Drücken am Kabelzug (Tau- oder V-Griff)	Schulterheben
Supersatz Überzüge (10)	Dips (bis es nicht mehr geht), drei Sätze	Superset Seitheben (leichtes Gewicht, bis es nicht mehr geht)

Bankdrücken

Betonung: Kräftigung der Brust-, Schulter- und Armmuskulatur.
Ausführung: Legen Sie sich rücklings auf eine Flachbank, sodass der Kopf, die Schultern und das Gesäß auf der Bank aufliegen. Die Beine können, um den Rücken zu schonen, rechtwinklig in der Luft überkreuzt werden. Die Augen sind unterhalb der Stange. Die Hände greifen die Stange etwa schulterbreit, sodass sie vom Mittelpunkt den gleichen Abstand haben. Mit gestreckten Armen nun die Hantelstange aus der Ablage nehmen und über die Brust führen. Dabei befinden sich die Ellenbogen direkt unter der Stange. Die Hantel wird nun konzentriert abgelassen, bis sie gerade die Brust berührt. Beim Herunterlassen tief einatmen. Nun drückt man die Hantel gleichmäßig und zügig nach oben.

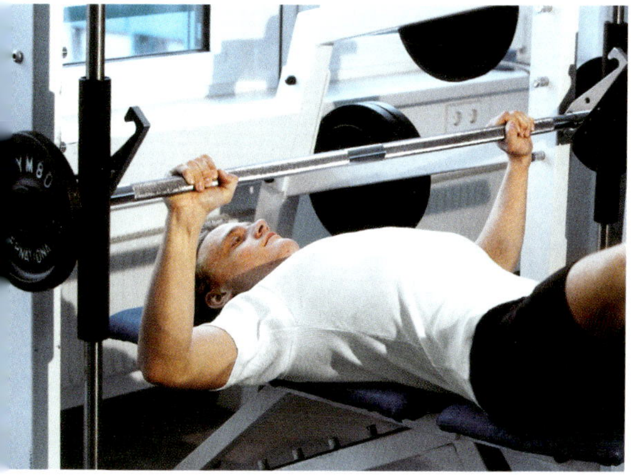

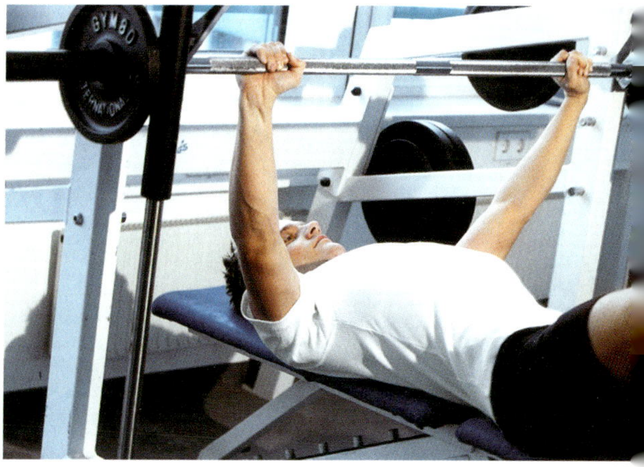

Variation: Die Übung kann auch mit zwei Kurzhanteln durchgeführt werden. Der Vorteil liegt darin, dass man ohne Hilfestellung arbeiten kann. In dieser Form ist die Übung gefahrloser, da man die Hanteln einfach am Boden ablegen kann. Außerdem läuft die Entwicklung beider Körperhälften gleichmäßiger ab. Balance und Koordination werden besser geschult.
Mögliche Fehler: Die Langhantel wird auf der Brust abgefedert, um den toten Punkt leichter zu überwinden. Die Gefahr einer Verletzung besteht. Die Arme werden beim Nach-oben-drücken überstreckt (Gelenkschluss), dies sollte man unbedingt vermeiden.

Bankdrücken (schräg)

Betonung: Training der Brust-, Schulter- und Armmuskulatur.

Ausführung: Beim Schrägbankdrücken verändert sich der zu trainierende Bereich je nachdem, wie die Bank eingestellt ist. Je steiler der Winkel der Bank ist, desto stärker werden der obere Bereich der Brust und der vordere Teil der Schulter trainiert. Als Zwischenlösung empfiehlt sich eine 45°-Stellung. Der Übungsablauf entspricht dem des Flachbankdrückens, allerdings verläuft die Bahn beim Absenken und Hochdrücken weiter oben, etwa unterhalb des Kinns.

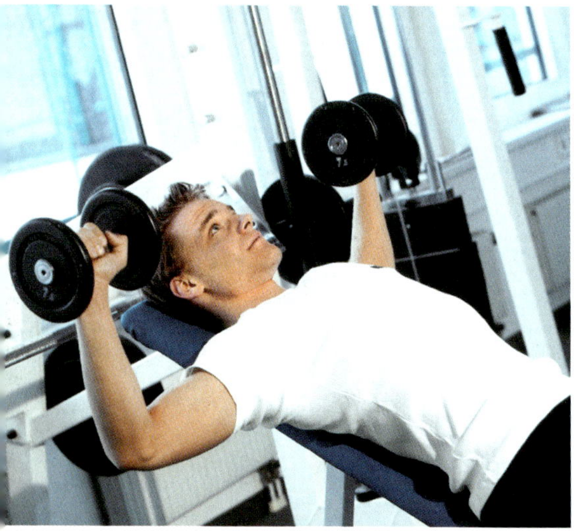

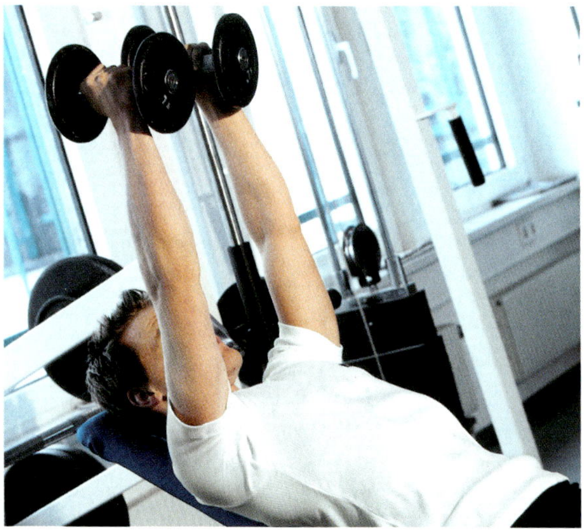

Variation: Auch hier können Sie, wie beim Flachbankdrücken, mit Kurzhanteln trainieren.

Mögliche Fehler: Wie beim Flachbankdrücken sollte die Stange nicht auf der Brust abgefedert werden, und die Arme dürfen nicht durchgedrückt werden. Um den Rücken zu schonen (Hohlkreuz), sollten Sie die Füße auf einer Bank oder etwas Ähnlichem ablegen. Der Lendenwirbelbereich sollte immer am Polster sein.

Fliegende Bewegung

Betonung: Kräftigung der Brustmuskulatur und Weitung des Brustkorbes.

Ausführung: Zwei Kurzhanteln fassen und auf die Flachbank legen. Vorteilhaft ist es, die Füße hoch anzuheben, um ein Hohlkreuz zu vermeiden. Die Kurzhanteln über den Schultergelenken auf Armlänge nach oben drücken. Die Arme leicht beugen und diese Haltung während der Bewegung beibehalten. Die Kurzhanteln so weit wie möglich im Halbkreis nach unten lassen und dann wieder im selben Bogen in die Ausgangsstellung zurückkehren. Beim Absenken tief einatmen und beim Anheben tief ausatmen.

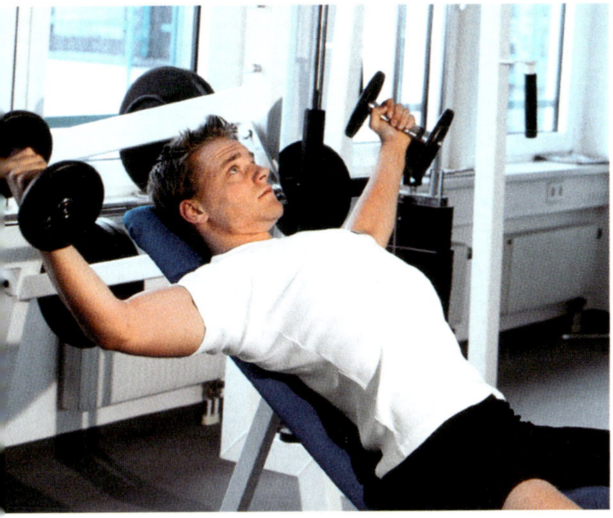

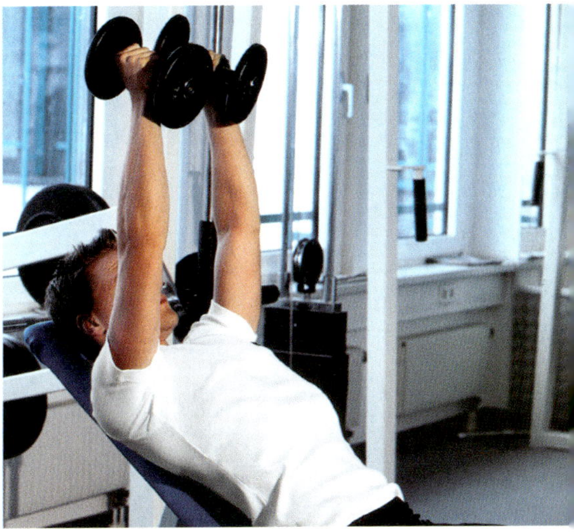

Variation: Um den zu trainierenden Brustbereich zu verändern, können Sie auf einer Flach-, Schräg- oder negativen Schrägbank trainieren. Sie können die Übung auch an einer Butterflymaschine machen.

Mögliche Fehler: Die Arme werden ausgestreckt.

Überzüge mit KH (ohne Abbildung)

Betonung: Kräftigung des Sägemuskels und der Brust- und Armmuskulatur; Weitung des Brustkorbes.

Ausführung: Auf einer Flachbank liegend, wird eine Kurzhantel bis auf Brusthöhe angehoben. Die Beine sind in der Luft angewinkelt, um den Rücken zu entlasten. Halten Sie nun die Kurzhantel mit abgewinkelten Armen hinter den Kopf. Dabei sind die Handinnenflächen unten gegen die Hantel gedrückt. Diese wird dann durch eine bogenförmige Streckung der Arme bis über die Brust angehoben.

Mögliche Fehler: Füße stehen auf dem Boden – Gefahr des Hohlkreuzes.

Stirnpresse

Betonung: Training des Armstreckers (Trizeps).

Ausführung: Auf einer Flachbank liegend, mit in der Luft angewinkelten Beinen, halten Sie eine Langhantel, am besten eine SZ-Stange, mit ca. 30 cm Griffweite vor der Stirn. Ohne die Stellung der Oberarme und Ellenbogen zu verändern, werden nun die Arme ausgestreckt und anschließend wieder langsam in die Ausgangsstellung abgesenkt.

Variation: Die Übung kann auch mit dem so genannten Engbankdrücken kombiniert werden. Das heißt, die SZ-Stange wird bis fast auf den Bauch abgelassen und wieder hoch gedrückt.

Mögliche Fehler: Wegen der hohen Gelenkbelastung und der Verletzungsgefahr im Kopfbereich ist die Übung nur für Fortgeschrittene geeignet. Um den Rücken zu schonen (Hohlkreuz), sollten die Füße nicht auf dem Boden stehen.

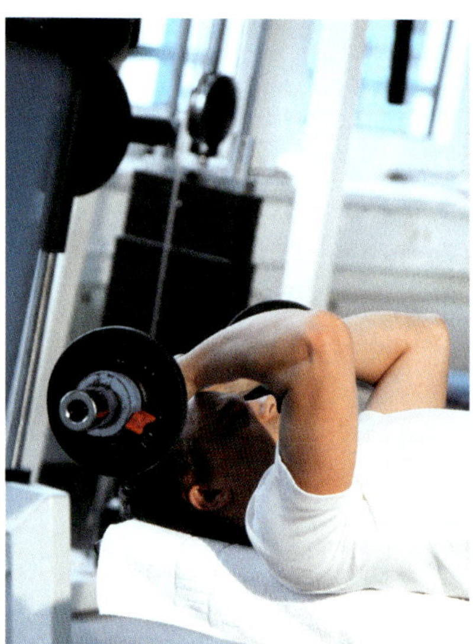

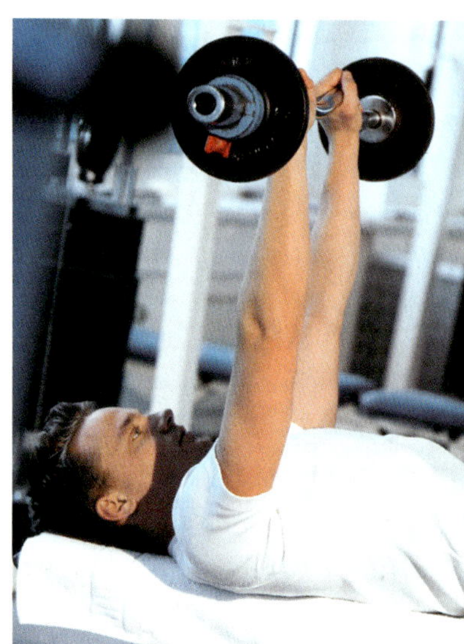

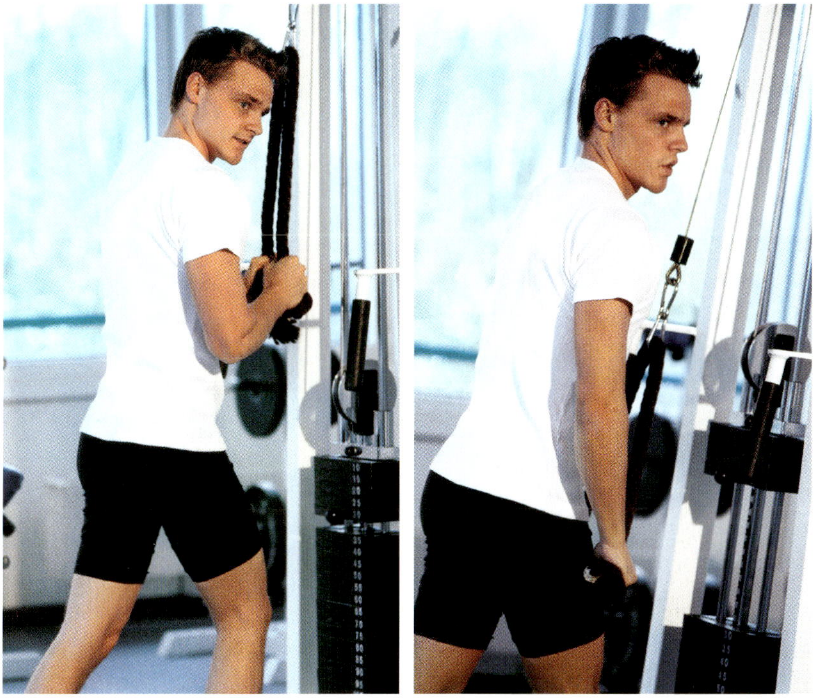

Drücken am Kabelzug

Betonung: Kräftigung von Armstrecker, Rücken- und Bauchmuskulatur.

Ausführung: Um bei dieser Übung einen korrekten und stabilen Stand zu haben, sollten Sie eine leichte Schrittstellung einnehmen, in der die Belastung auf dem vorderen Fuß liegt. Der Griff wird nun aus einer 90°-Posititon (zwischen Ober- und Unterarm) bis zur vollständigen Streckung nach unten gezogen. Achten Sie stets darauf, dass durch Anspannen der Rücken- und Bauchmuskulatur der Körper gerade bleibt. Die Oberarme sollten während der gesamten Übung an den Körper gepresst sein. Nun den Griff langsam zur Ausgangsposition zurücklassen.

Variation: Für die Übung können Sie verschiedene Griffe wählen. Ebenso kann mit einem Seil trainiert werden.

Mögliche Fehler: Die Arme lösen sich vom Körper. Der Oberkörper wird zu stark nach vorne gebeugt und mit in die Bewegung einbezogen. Das Handgelenk wird nicht gerade gehalten und knickt ab (anderen Griff verwenden).

Dips (ohne Abbildung)

Betonung: Kräftigung der Armstrecker, Brust- und Schultermuskulatur.

Ausführung: Die Übung wird im Barrenstütz mit nach hinten angewinkelten Unterschenkeln ausgeführt. Der Körper wird durch Beugen der Arme zwischen den Barrenholmen abgesenkt und wieder in die Ausgangsstellung zurückgedrückt. In der unteren Position sollte ein Winkel von 90° zwischen Ober- und Unterarm sein. In der oberen Position sind die Arme durchgestreckt. Absenken 2 Sekunden, Hochdrücken 2 Sekunden.

Variation: Die Übung kann auch an einer Trizepsmaschine ausgeführt werden.

Mögliche Fehler: Die Ellenbogen spreizen zu sehr nach außen ab. Unterer Umkehrpunkt von 90° wird nicht eingehalten, dadurch Fehlbelastung der Schulter möglich. Es wird mit Schwung trainiert – 2 Sekunden zum Hochdrücken und 2 Sekunden zum Absenken einhalten.

Frontheben (ohne Abbildung)

Betonung: Training der vorderen Schulter (vordere Deltas).

Ausführung: Zwei Kurzhanteln in die Hände nehmen; um den Körper besser zu stabilisieren, Schrittstellung einnehmen. Die Kurzhanteln nun abwechselnd mit leicht gebeugten Armen langsam bis auf Schulterhöhe nach oben anheben. Dabei Bauch und Rückenmuskulatur anspannen.

Variation: Die Übung kann auch im Sitzen ausgeführt werden. Am besten mit Rückenlehne.

Mögliche Fehler: Hohlkreuz; die Arme werden über die Waagerechte angehoben.

Schultertraining mit Z-Hantel

Betonung: Training der Gesamtmuskulatur, des M. deltoideus und des M. trapezius.

Ausführung: In leicht gebückter Haltung wird eine Z-Hantel etwa bis zur Beckenhöhe gebracht und dabei der Körper ganz aufgerichtet. Nun spannen Sie die Rücken- und Bauchmuskulatur an, um den Oberkörper zu stabilisieren, und heben die Z-Stange mit langsamen Bewegungen etwa bis in Schulterhöhe. Dabei kommen die Ellenbogen flügelartig etwa bis in Kopfhöhe. Am obersten Punkt kurz anhalten und langsam wieder absenken, etwa bis in Beckenhöhe, und dann die Hantel mit leichter Beinbeugung wieder langsam am Boden ablegen.

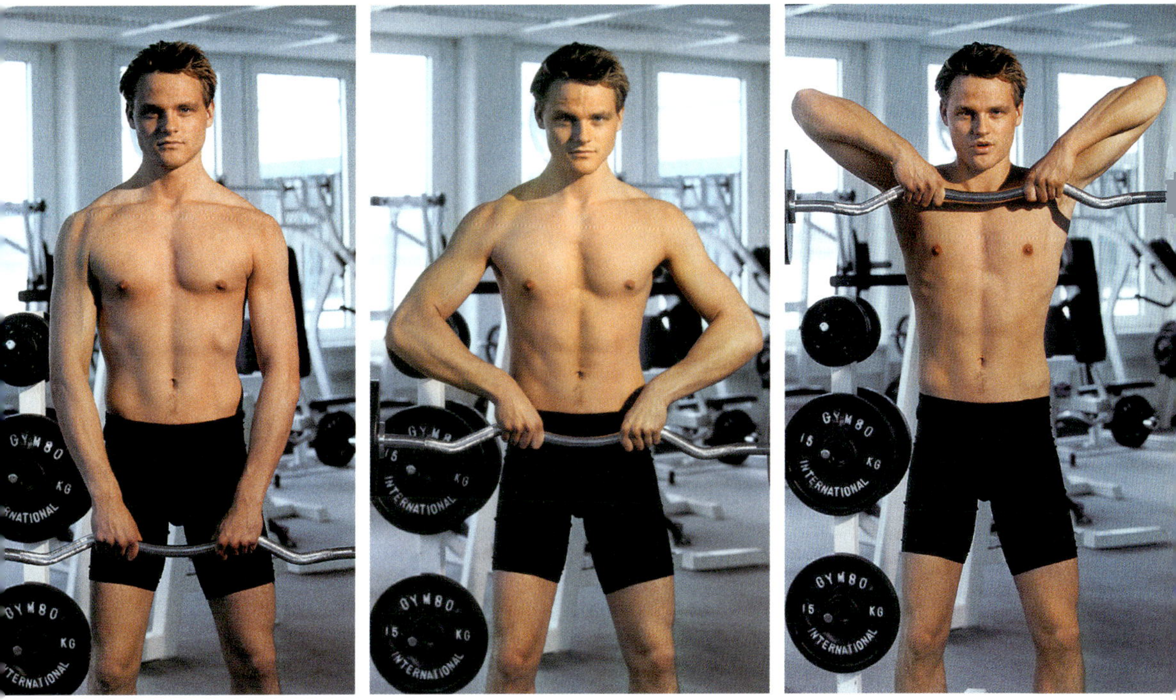

Mögliche Fehler: Durch zu rasches, ruckartiges Anheben kann es zu einer Überlastung der Schultergelenke kommen, die lang anhaltende Schmerzen verursacht. Der Bewegungsablauf muss also langsam sein.

Seitheben (ohne Abbildung)

Betonung: Training des mittleren Anteils des Deltamuskels, des Rautenmuskels und der Schulterblattheber.

Ausführung: Im Sitzen, an eine Rückenlehne angelehnt, werden die fast ausgestreckten Arme seitlich bis in die Waagerechte angehoben. Die Handaußenflächen zeigen während des gesamten Bewegungsablaufs nach oben.

Variation: Die Übung kann auch im Stehen ausgeführt werden, jedoch sollte das Gewicht dabei sehr konzentriert angehoben und wieder abgelassen werden. Die Übung kann auch an einer Maschine ausgeführt werden.

Mögliche Fehler: Die Arme werden über die Waagerechte angehoben. Im ersten Drittel der Bewegung wird mit Schwung trainiert.

Zweiter Tag (zum Beispiel Mittwoch)

Beine	Bauch
Kniebeugen mit Kurz- und Langhantel; Beinstrecker	
Beinpresse	Pressen, Schrägmuskelpressen
Beinbeuger	
Wadenheben	

Kniebeugen (mit Langhantel)

Betonung: Bei dieser klassischen Grundübung für die Beine werden außerdem die gesäß-, Bauch- und untere Rückenmuskulatur trainiert. Zur Kontrolle sollten Sie vor einem Spiegel trainieren.

Anmerkung: Für Anfänger ist diese Übung aufgrund der vielen Fehlermöglichkeiten nur nach einer genauen Einweisung empfehlenswert.

Ausführung: Platzieren Sie eine Langhantel auf einem Kniebeugenständer und treten Sie unter die Hantel, um diese auf den Schultern zu positionieren (eventuell ein Handtuch unterlegen). Die Langhantel neben den Gewichtsscheiben fassen, um sie über den Schultern stabil zu halten. Anschließend die Beine strecken, um die Langhantel aus dem Ständer herauszuheben, und einen Schritt zurückmachen. Die Füße werden in etwa schulterbreitem Abstand und mit leicht nach außen gewinkelten Zehen positioniert. Spannen Sie nun alle Muskeln des Rückens an und halten Sie sie während der Ausführung angespannt. Außerdem sollte der Oberkörper bei dieser Übung so aufrecht wie möglich gehalten werden. Nun langsam den Körper in die Hocke absenken, bis das Gesäß auf

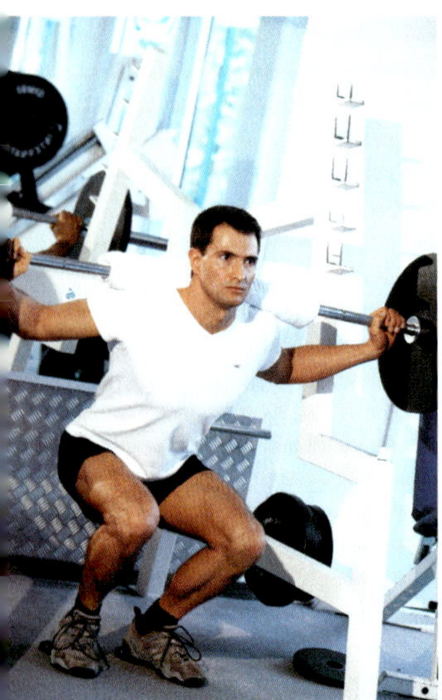

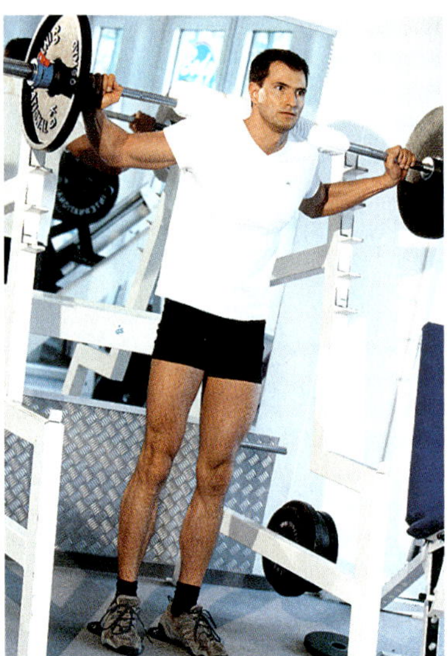

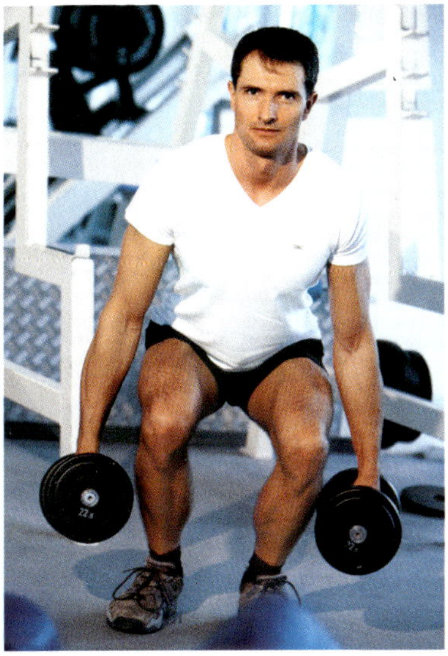

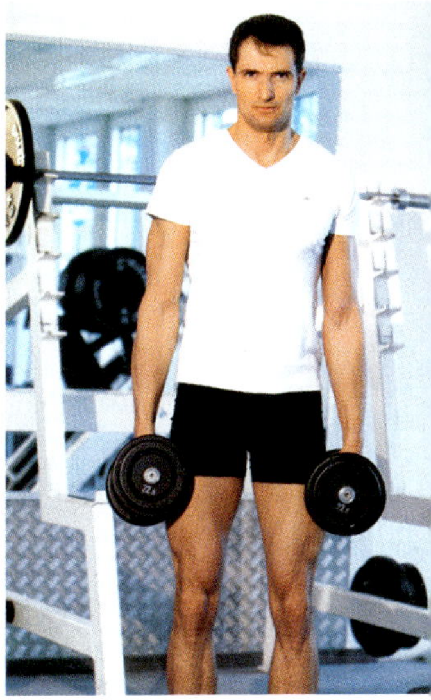

Kniehöhe ist (90° zwischen Ober- und Unterschenkel). An diesem unteren Punkt der Bewegung geht der Körper nun wieder nach oben, und Sie strecken die Beine, ohne Schwung zu holen. Wichtig ist, dass der ganze Fuß auf dem Boden bleibt. Ist das nicht möglich, so liegen Verkürzungen der Adduktoren und der Beinrückseite vor. In diesem Fall sollte ein Keil unter die Fersen geschoben werden. Durch regelmäßiges Dehnen kann dem vorgebeugt werden. Die Übung darf beim Anfänger nur mit wenig Gewicht, zum Aufwärmen nur mit der Stange allein gemacht werden, bis der Bewegungsablauf vollkommen beherrscht wird.

Variation: Kniebeuge mit Kurzhantel. Wenn Probleme bei der Ablage der Langhantel auf der Schulter bestehen, so kann man auch Kurzhanteln in die Hand nehmen und die Übung wie oben beschrieben ausführen.

Mögliche Fehler: Der Rücken wird nicht gerade gehalten. Der Winkel zwischen Ober- und Unterschenkel ist kleiner als 90°.

Beinpresse 45° (ohne Abbildung)

Betonung: Training der vorderen und hinteren Oberschenkelmuskulatur, der Gesäß- und Wadenmuskeln.

Ausführung: Die Füße etwa hüftbreit auf die Trittfläche aufsetzen. Fußspitze, Knie und Hüftknochen sollten dabei eine Linie bilden. Der Rücken und der Kopf müssen fest auf dem Polster aufliegen. Die Übung sollte bei einer 90°-Bewegung in den Kniegelenken beginnen und bei einer annähernden Streckung der Beine enden – dabei nicht in den Gelenkschluss kommen.

Variation: Beinpresse liegend, die Ausführung entspricht der Beinpresse 45°.

Mögliche Fehler: 90°-Winkel zwischen Ober- und Unterschenkel wird nicht eingehalten und/oder unterschritten. Der Abstand der Knie ist nicht konstant, d.h., sie weichen nach innen oder nach außen aus.

Beinstrecker

Betonung: Training der vorderen Oberschenkelmuskulatur (Quadrizeps).

Ausführung: Die Beinstreckmaschine wird individuell auf die entsprechende Oberschenkel- und Unterschenkellänge eingestellt. Bei korrekter Einstellung befindet sich das Kniegelenk auf Höhe des Gerätegelenks, zwischen Oberkörper und Oberschenkel besteht ein Winkel von ca. 90°. Die Fußrolle befindet sich kurz oberhalb des Fußes. Umfassen Sie nun die Griffe an der Seite des Sitzes, um den Körper während der Ausführung in Position zu halten. Nun werden die Beine bis zur Waagerechten gestreckt und so einen Moment lang gehalten. Die Fußrolle langsam in ihre Ausgangsposition zurücklassen.

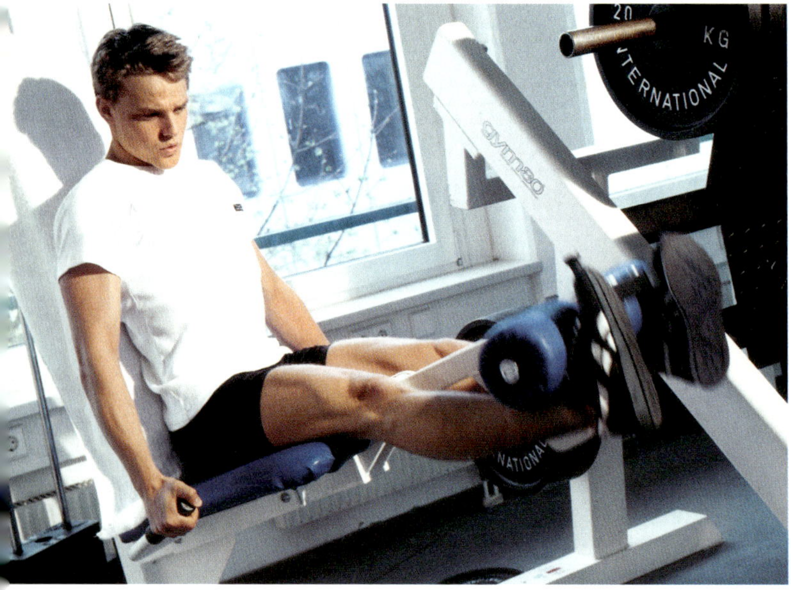

Mögliche Fehler: Es wird mit »Schwung« trainiert, was den Trainingseffekt vermindert und zu einer Überlastung führen kann. Das Gesäß hebt vom Sitzpolster ab (Gewicht zu hoch eingestellt). Die Fußspitzen zeigen nicht senkrecht nach oben, dadurch können Hüft- und Kniegelenkprobleme auftreten.

Beinbeuger liegend

Betonung: Training des Beinbizeps.

Ausführung: Legen Sie sich auf das flache Polster und stellen Sie die Polsterrolle so ein, dass sie etwas oberhalb der Ferse liegt. Die Kniescheibe sollte nicht auf der Bank aufliegen und sich in direkter Verlängerung der Drehachse befinden. Die Griffe an der Seite der Liegefläche fassen und die Polsterrolle nach oben ziehen. In der oberen Position kurz halten, dann wieder langsam bis zur Ausgangsstellung absenken. Beine dabei nicht durchstrecken.

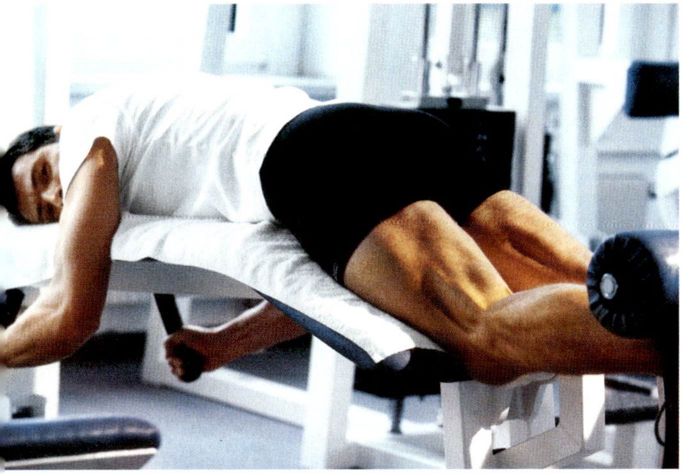

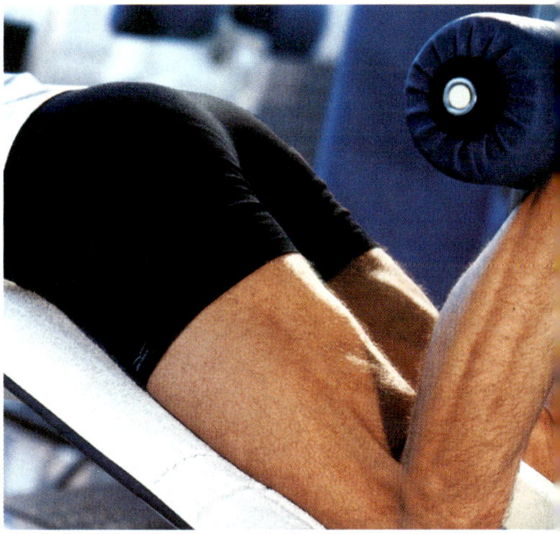

Variation: Diese Übung kann auch im Sitzen durchgeführt werden, sofern eine entsprechende Trainingsmaschine vorhanden ist. Die durch ein nach vorne kippendes Becken bestehende Gefahr des Hohlkreuzes wird dadurch verringert.

Mögliche Fehler: Hohlkreuzbildung durch zu hohes Gewicht. Der Kopf wird in den Nacken gezogen (Kopf flach auf das Polster legen).

Wadenheben stehend (ohne Abbildung)

Betonung: Training der Zwillingswadenmuskulatur, des Schollenmuskels und der Fußmuskulatur.

Ausführung: Das Gerät muss so eingestellt sein, dass die Schulterpolster auf Schulterhöhe liegen, wenn man vor dem Gerät steht. Nun die Fußballen leicht nach außen gedreht und etwa hüftbreit auf die Trittfläche aufsetzen. Die Rumpf- und Schultermuskulatur wird aktiv angespannt. Jetzt werden die Fersen kontrolliert abgesenkt, ohne dass die Knie dabei gebeugt werden. Aus der untersten Position den Körper auf den Zehen und Fußballen maximal anheben.

Variation: Diese Übung kann auch im Sitzen ausgeführt werden. Der Vorteil dabei ist, dass der Rücken nicht mitbelastet wird. Allerdings wird die Unterschenkelmuskulatur durch den Kniewinkel nicht so vollständig trainiert wie im Stehen.

Mögliche Fehler: Der Rücken wird gebeugt, auch beim Ein- und Ausstieg. Der maximale Bewegungsumfang wird nicht eingehalten (⇛ Gewicht reduzieren, dehnen). Das Becken weicht nach vorne oder hinten aus (⇛ immer Rücken-, Bauch- und Gesäßmuskulatur anspannen). Die Knie werden gebeugt.

Crunches seitlich

Betonung: Kräftigung der schrägen Bauchmuskulatur.
Ausführung: In der Rückenlage werden die Beine in der Luft oder besser auf einer Ablage oder Hantelbank so angewinkelt, dass die Oberschenkel zur Hüfte und die Unterschenkel zu den Oberschenkeln jeweils einen rechten Winkel bilden. Aus dieser Position werden nun Kopf und Schultern angehoben. Die Blickrichtung ist dabei schräg nach vorne oben. Am höchsten Punkt (der Lendenwirbelbereich liegt aber noch auf dem Boden) kurz innehalten und langsam in die Ausgangsstellung zurückgehen, ohne den Kopf auf dem Boden abzulegen.

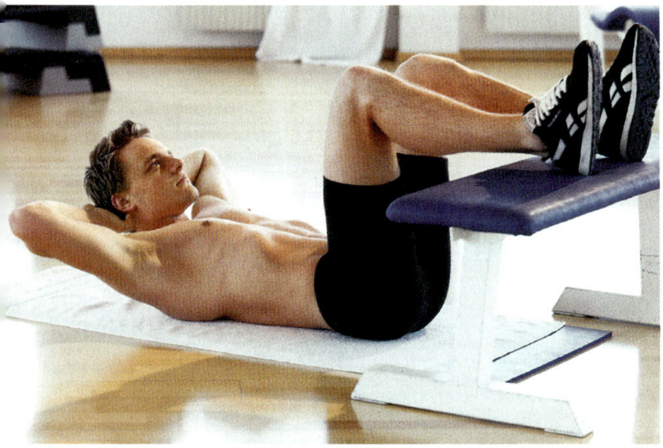

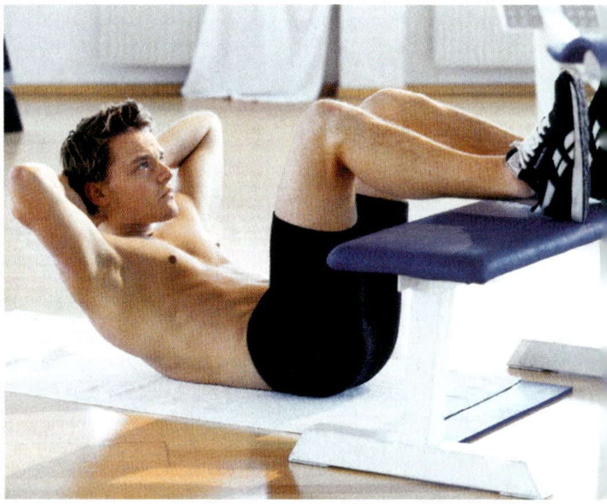

Variation: Die Schwere der Übung kann variiert werden, je nachdem wie die Arme gehalten werden. Mit nach vorne geschobenen Händen ist es leichter als mit hinter den Kopf verschränkten Händen (siehe Abbildung).
Mögliche Fehler: Die Füße werden unter einer Stange fixiert, dadurch wird der ohnehin meist verkürzte Hüftbeugermuskel trainiert (Hohlkreuzgefahr). Der Oberkörper wird mit Schwung angehoben.

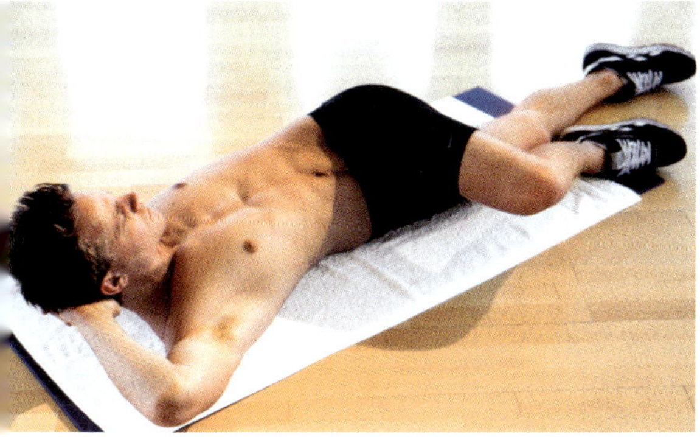

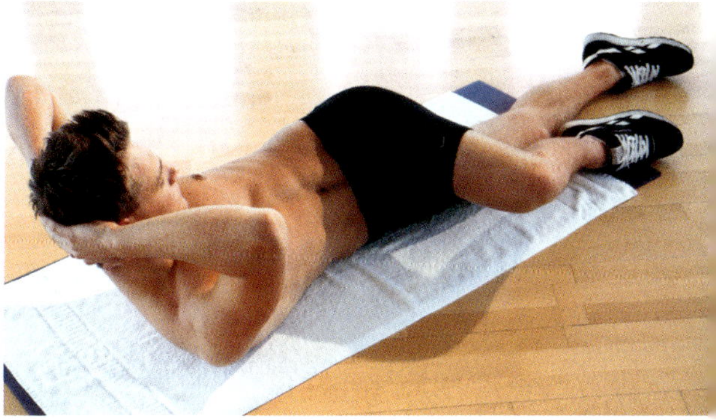

Crunches twisted

Betonung: Kräftigung der schrägen Bauchmuskulatur.

Ausführung: Sie liegen auf einer Matte, das rechte Bein ist längs gestreckt, während das linke Bein den rechten Oberschenkel kreuzt – soweit dies aus der Hüftbewegung möglich ist; von der Hüfte her wird eine leichte, aber nicht komplette Seitenlage erreicht. Sie können sich auch mit der Ferse des linken Beins am Knie des gestreckten rechten Beins abstützen. Aus dieser verdrehten Haltung heraus heben Sie den Körper an wie bei klassischen Crunches; bei dieser Übung bleiben jedoch vorzugsweise beide Arme hinter dem Kopf verschränkt. Die rechte Schulter bewegt sich dabei in Richtung linke Hüfte, sodass Sie deutlich spüren, wie die schräge Bauchmuskulatur zusammengezogen wird. Nachdem Sie eine Seite trainiert haben, wechseln Sie die Position zur entgegengesetzten Seite und führen die Bewegungen in derselben Weise wie oben beschrieben durch.

Anmerkung: Die Übung ist für Anfänger nicht empfehlenswert.

Dritter Tag (zum Beispiel Freitag)

Rücken	Bizeps	Bauch
Klimmzüge (erst 10, dann 8, 6 und 4 mit kurzen Pausen zwischendurch)	Langhantel-Curls	Pressen, Schrägmuskelpressen
Rudern einarmig	Hammer-Curls	Beinheben hängend
Latziehen	Concentration-Curls	

Klimmzüge

Betonung: Training der oberen Rückenmuskulatur, der Armbeuger (Bizeps) und der Schultermuskulatur. Eine der effektivsten und besten Rückenübungen sind die Klimmzüge. In allen Variationen sind sie eine passende Grundübung zur Entwicklung einer guten Rückenmuskulatur.

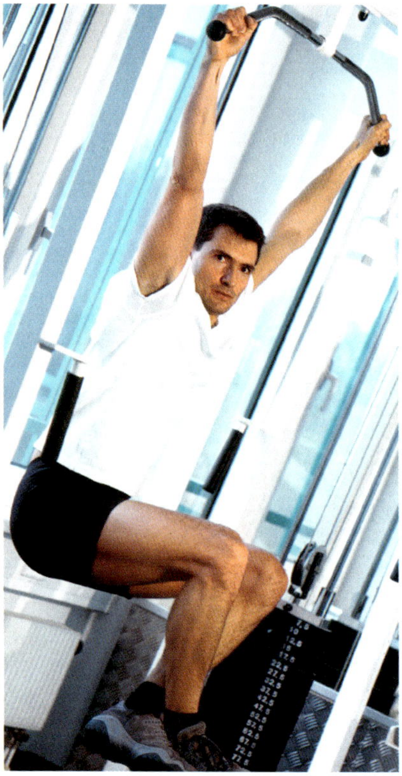

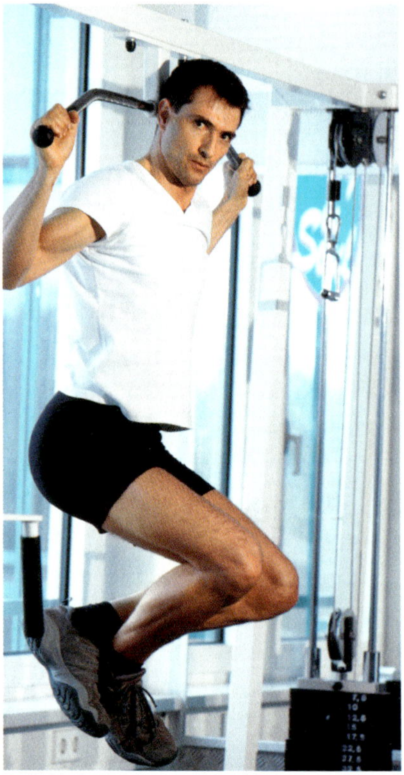

Ausführung: Fassen Sie die Klimmzugstange etwa doppelt schulterbreit und hängen Sie sich unter die Stange. Die Beine werden leicht angewinkelt. Aus dieser untersten Position (Arme sind fast ganz ausgestreckt) ziehen Sie nun den Körper so nach oben, dass die Stange leicht den Nacken berührt. Während Sie sich nach oben ziehen, sollten Sie darauf achten, dass sich die Ellenbogen nach unten und hinten beugen. Aus der oberen Position wird nun der Körper wieder langsam abgesenkt, bis die Arme fast gestreckt sind.

Variation: Statt in den Nacken können Sie sich auch zur Brust hochziehen. Anfänglich ist ein Trainingspartner sinnvoll, um die Übung korrekt durchzuführen.

Mögliche Fehler: Die volle Bewegungsamplitude wird nicht ausgenutzt (dem können Sie abhelfen, indem Sie die Rückmuskulatur durch Latziehen der Maschine auftrainieren).

Rudern einarmig

Betonung: Training des M. latissimus dorsi und der hinteren Schulter (Delta).

Ausführung: Stützen Sie sich auf eine flache Bank, nehmen Sie eine Kurzhantel und strecken Sie den Arm vollständig aus. Der Griff sollte parallel zum Körper sein. Nun die Kurzhantel aus dieser Ausgangsposition langsam nach oben ziehen, bis sie die Seite der Brust erreicht. Der Rücken muss dabei ganz gerade gehalten werden.

Mögliche Fehler: Der Kopf wird in den Nacken gezogen. Der Rücken ist nicht gerade.

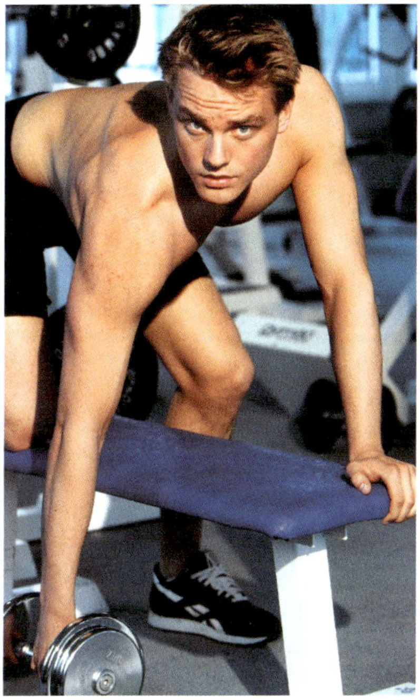

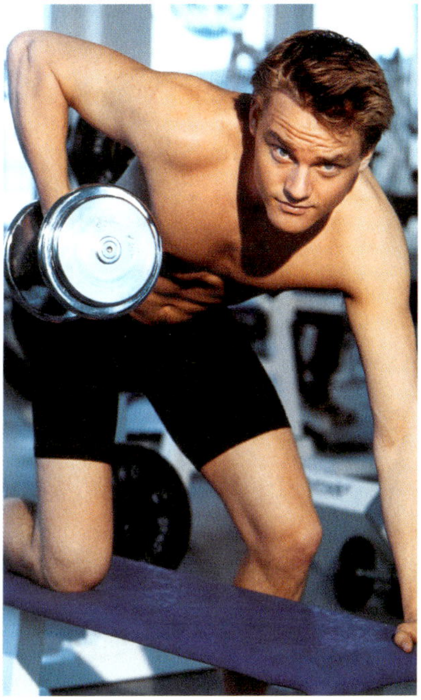

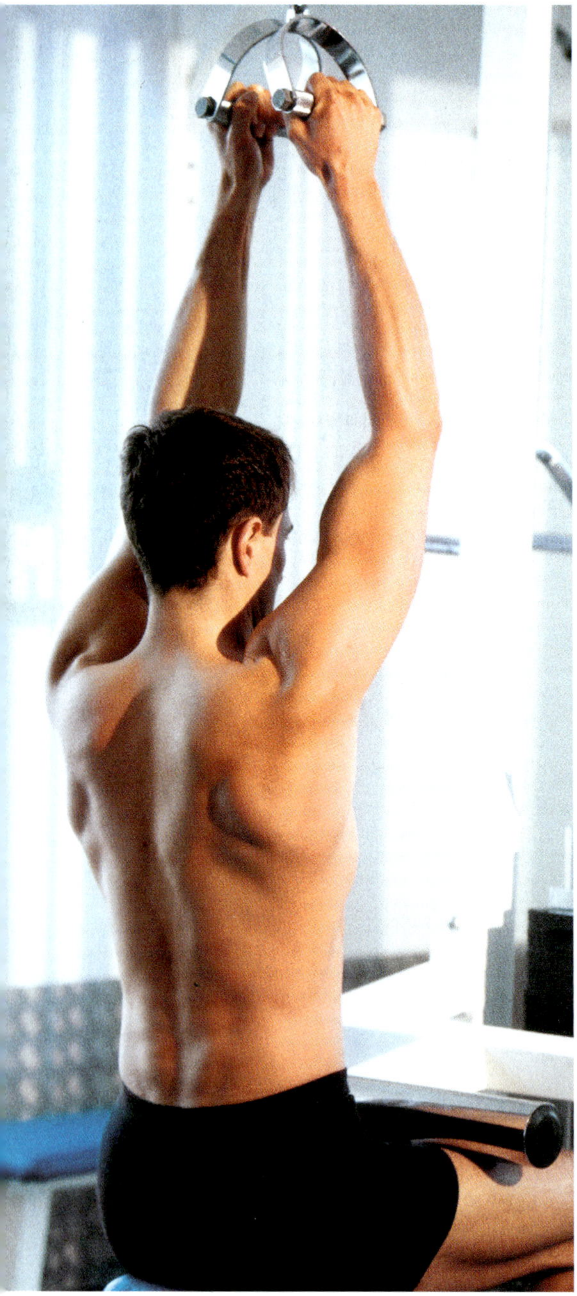

Latziehen

Betonung: Training der oberen Rückenmuskulatur, des Bizeps und der Schultermuskulatur.

Ausführung: In aufrechter Sitzposition wird der V-förmige Rundgriff mit gestreckten Armen von beiden Händen gefasst. Nun in aufrechter Haltung den Griff langsam vor die Brust ziehen, die dabei herausgedrückt wird. Beachten Sie, dass Sie die Ellenbogen und Schulterblätter stets gerade nach unten ziehen. Die Endposition liegt etwa knapp unterhalb des Knies.

Mögliche Fehler: Niemals mit Schwung trainieren, die Gewichte langsam mit eng anliegenden Armen herunterziehen, weil sonst das Schultergelenk durch ungenügende Beteiligung der Schulterblattmuskulatur überlastet wird.

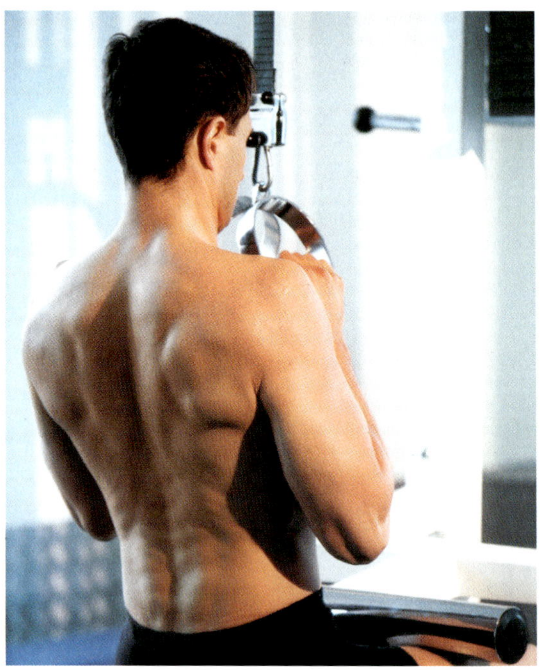

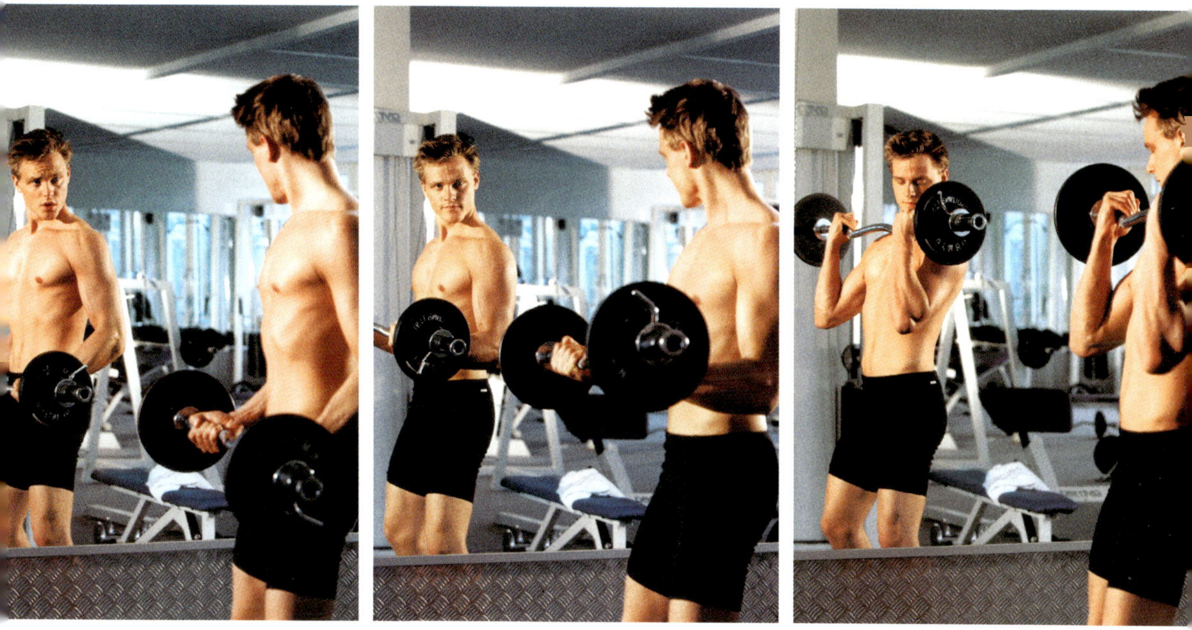

Bizeps-Curls mit Langhantel

Betonung: Kräftigung der Ober- und Unterarme.

Ausführung: Nehmen Sie eine Langhantel im Untergriff (die Stange liegt in den Händen), dabei sind die Hände etwa schulterbreit auseinander. Die Füße stehen etwa hüftbreit auseinander, der Oberkörper ist gerade. Nun heben Sie durch Beugen der Unterarme die Hantel an, dabei sollte die Rumpfmuskulatur immer angespannt sein. Jetzt wieder langsam die Langhantel ablassen, ohne zum Gelenkschluss im Ellenbogen zu kommen.

Variation: Als weitere Übung zur Kräftigung der Unterarme dient der Reverse-Curl. Die Ausführung ist die gleiche wie beim Bizeps-Curl, allerdings wird hier die Stange im Obergriff statt im Untergriff gehalten (die Handfläche und die Finger liegen auf der Stange, ebenso der Daumen).

Mögliche Fehler: Wenn die Stange in der unteren Position ist, beugt man den Oberkörper nach vorne und wirft ihn beim Anheben nach hinten. Dabei wird der Rücken gefährdet. Die Ellenbogen weichen nach hinten aus, dadurch werden die Arme, besonders die Unterarme, trotz eines möglichen höheren Gewichtes nicht ausreichend trainiert.

Hammer-Curls

Betonung: Training des Unterarms und des äußeren Teils des Bizeps.

Ausführung: Greifen Sie zwei Kurzhanteln und lassen Sie diese zunächst seitlich am Oberkörper in jeder Hand hängen. In der Ausgangsposition sind die Arme fast gestreckt, und die Handinnenflächen zeigen zum Oberschenkel. Nun werden die Unterarme abwechselnd bis auf Brusthöhe angehoben und wieder heruntergelassen. Die Arme werden so weit nach oben gehoben, bis eine maximale Bewegung erreicht ist, und am oberen Punkt wird der Bizeps noch einmal angespannt. Die Oberarme sollten sich weder in der Ausgangslage noch in der Endstellung vom Körper lösen und nicht mitbewegt werden.

Variation (Kurzhantel-Curls gedreht): Die Ausgangsstellung entspricht der bei den Hammer-Curls; während der Bewegung nach oben wird allerdings eine korkenzieherartige Bewegung mit der Handfläche ausgeführt, sodass die Handinnenfläche auf Brusthöhe zur Brust zeigt. In dieser Stellung wird der Arm gehalten und die Muskulatur angespannt. Anschließend wird der Arm wieder langsam durch eine einwärts gerichtete Bewegung heruntergedreht zur Ausgangsstellung.

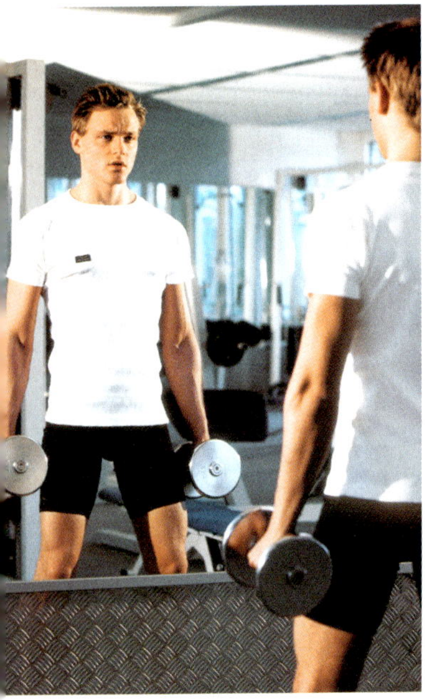
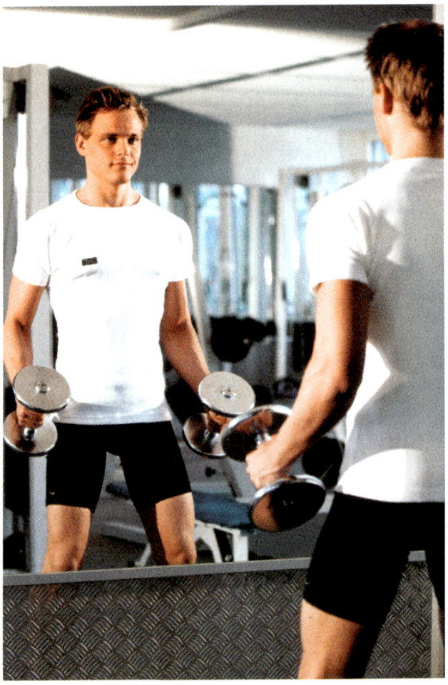
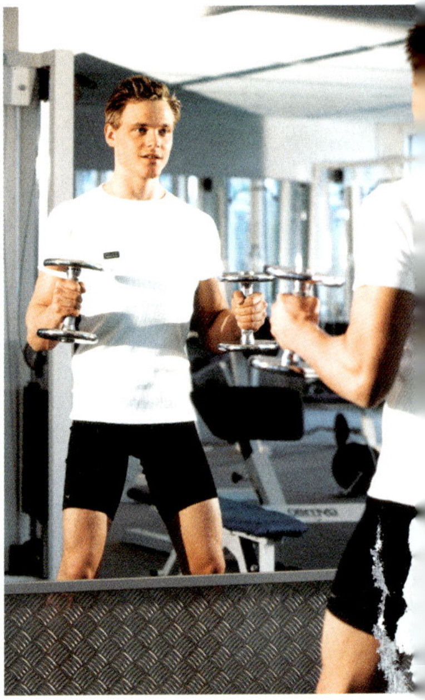

Mögliche Fehler: Die Oberarme lösen sich vom Körper; dadurch besteht die Gefahr, dass die Bewegung mit einem Auspendeln der Hand nach hinten eingeleitet wird und zusätzlich der Oberkörper durch Schwungholen mit in die Bewegung einbezogen wird.

Concentration-Curls

Betonung: Maximale Herausarbeitung beider Bizepsköpfe, Abschluss des Bizepstrainings.

Ausführung: Zum Abschluss eines normalen Bizepstrainings sollten Sie unbedingt Concentration-Curls durchführen. Hierzu setzen Sie sich auf eine Bank und spreizen die Oberschenkel auseinander. Ergreifen Sie eine Hantel mit einer Hand, die Handinnenseite zeigt zum gegenüber liegenden Oberschenkel. Der Oberarm liegt kurz oberhalb des Ellenbogens dem gleichseitigen Oberschenkel auf. Nun führen Sie die Hantel langsam zur Brusthöhe der Gegenseite hoch. Dabei ist es wichtig, die Bewegung möglichst sauber auszuführen. Concentration-Curls werden daher nicht mit großen Gewichten ausgeführt (5 bis 10 kg). Es kommt auf den langsamen und konzentrierten Bewegungsablauf an.

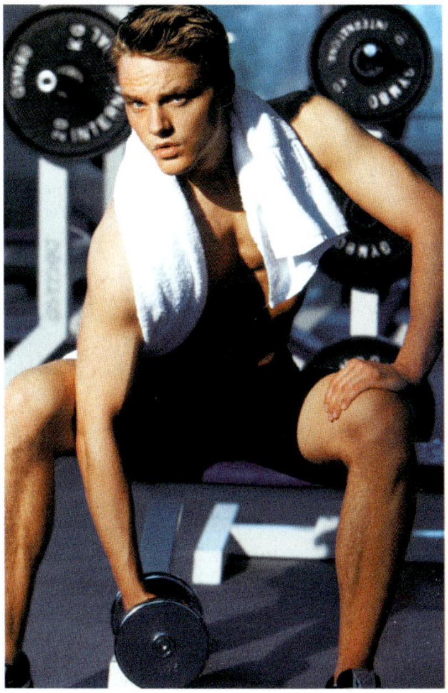

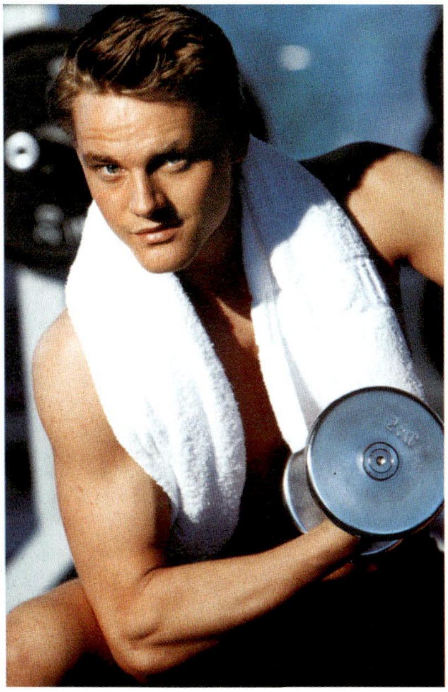

Crunches am Boden

Betonung: Kräftigung der geraden Bauchmuskulatur.

Ausführung: Stellen Sie in Rückenlage die Beine mit den Fersen auf den Boden, die Oberschenkel bilden zur Hüfte ungefähr einen 120°-Winkel, während zwischen Ober- und Unterschenkel ein rechter Winkel besteht. Aus dieser Position heraus werden nun Kopf und Schultern angehoben. Die Blickrichtung ist dabei schräg nach vorne gerichtet. Am höchsten Punkt (der Lendenwirbelsäulenbereich liegt aber noch am Boden) erfolgt ein kurzes Innehalten, dann kehren Sie langsam in die Ausgangsstellung zurück, ohne den Kopf auf dem Boden abzulegen.

Variation: Je nach Haltung der Arme kann die Schwere der Übung variiert werden. Der höchste Schwierigkeitsgrad besteht, wenn man die Arme hinter dem Kopf verschränkt; man kann sie aber auch seitlich am Gesicht halten oder auf der Brust überkreuzen.

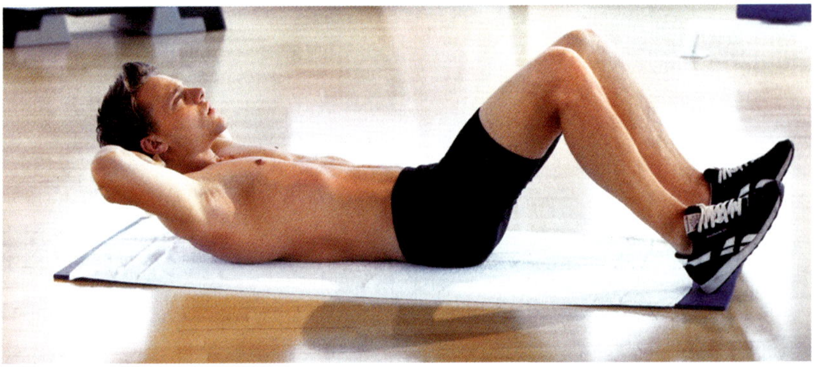

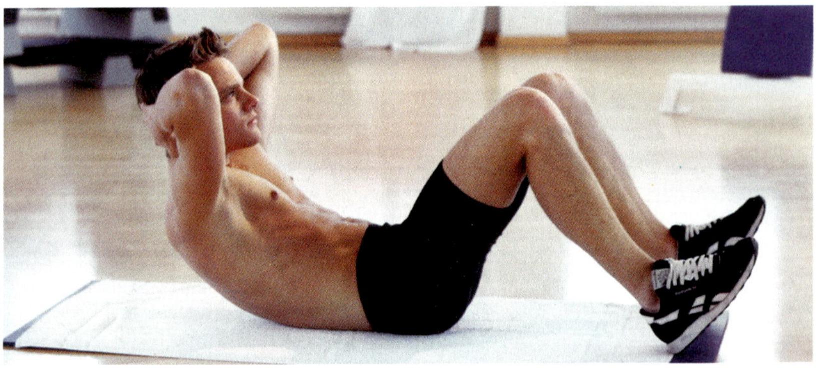

Beinheben im Hang (ohne Abbildung)

Betonung: Training der vorderen Bauchmuskeln, insbesondere des unteren Drittels.

Ausführung: Die Arme werden in die Halteschlaufen gelegt, die Hände umfassen die Reckstange oder die oberen Schlaufenenden. Die Beine werden nun stark angewinkelt nach oben gezogen. Die Hüfte wird dabei ebenfalls mit nach oben angehoben, bis eine optimale Anspannung der Bauchmuskeln erreicht ist. Beim Absenken der Beine sollte darauf geachtet werden, dass ein Hüftwinkel von ca. 130° nicht unterschritten wird.

Variation (Beinheben im Stütz): Diese Übung ist für Anfänger gut geeignet, da man dabei nicht ins Schaukeln kommt; ansonsten gelten die Regeln wie im Hang.

Mögliche Fehler: Die Beine werden mit Schwung angehoben, dadurch kommt der Körper ins Pendeln und Schwingen. Die Beine werden fallen gelassen, dadurch besteht die Gefahr, aus der Überstreckung zu trainieren (Gefährdung der Wirbelsäule). Begünstigung des Hohlkreuzes.

Vorschläge für den Muskelaufbau (drei bis vier Wochen)

	Gewicht	Wiederholungen	Pause	Stretching
Aufwärmen	leicht	8 bis 10	2 Minuten	nein
Erster Übungssatz	mittelschwer	8 bis 10	2 Minuten	ja
Zweiter Übungssatz	20 bis 25 Prozent mehr	6 bis 8	2 Minuten	ja
Dritter Übungssatz	20 bis 25 Prozent mehr	4 bis 6	2 Minuten	ja
Vierter Übungssatz	20 bis 25 Prozent mehr	2 bis 4	keine Pause	nein
Fünfter Übungssatz	wie erster Übungssatz	10 bis 15 (bis zum »Burn-Out«)		Muskelgruppe bis zur Schmerzgrenze dehnen

Wählen Sie die Gewichte für die ersten vier Übungssätze so, dass Sie die letzte Wiederholung nur noch mit allergrößtem Willen schaffen, gehen Sie also fast bis zur muskulären Erschöpfung (»failure«). Erhöhen Sie das Gewicht nur dann, wenn Sie glauben, damit nicht über Ihre Grenze zu kommen. Nur dann haben Sie einen maximalen Trainingseffekt für den Muskel. Bei größeren Gewichten hat es sich bewährt, wenn Sie dabei mit Ihrem Trainingspartner zusammenarbeiten.

Maximale Zielgewichte für den Muskelaufbau*

	Gewicht (kg)	Wiederholungen
Flachbankdrücken mit Langhantel	100	2 bis 4
Trizepsüberzüge	40 bis 50	2 bis 6
Drücken am Kabelzug	50	2 bis 6
Beinpresse	400	2 bis 5
Beinstrecker	100	5
Beinbeuger	60	5 bis 8
Klimmzüge breit, vier Sätze		8 bis 10
Klimmzüge eng, vier Sätze		8 bis 10
Frontziehen	80	4 bis 6
Engbankziehen	80	4 bis 6
Bizepscurl	40	4 bis 6
Unterarmhammercurl	17,5	4 bis 6

* maximale Zielgewichte von Rolf-Dieter Hesch.

Diese Gewichte müssen nicht Ihr Ziel sein, aber alle Männer im Alter zwischen 35 und 65 Jahren können dahin kommen – da spreche ich aus eigener Erfahrung. Übrigens: Der bei älteren Männern zunehmend zu beobachtende Muskelschwund (Sarcopenie) ist kein obligatorischer Altersbegleitschaden, sondern entsteht durch mangelnde Benutzung und Training der Muskulatur.

Wann kommt es zum Übertraining?

Ebenso wie Sie einen Muskelkater vermeiden sollten, sollte es auch nicht zum Übertraining kommen: Es entsteht, wenn Sie sich zu großen Belastungsreizen aussetzen und sich zwischendurch nicht genügend erholen. Sie kommen dann in einen Zustand, der sich wie eine leichte Erkältung anfühlt, begleitet von Missbefinden, schlechtem Schlaf und Kraftverlust. Das Verhältnis von Be- und Entlastung ist nachhaltig gestört. In einem fortgeschrittenen Stadium der Überlastung ist die Leistung chronisch eingeschränkt: Das Immunsystem bricht zusammen (Infekte), es kommt zu hormonellen Veränderungen und auch Depressionen.

Das Übertraining darf man jedoch nicht mit einer vorübergehenden Ermüdung nach harten Trainingseinheiten verwechseln. Denn das Übertraining tritt erst auf, wenn viele (zu) harte Einheiten bei unzureichender Erholung durchgeführt werden.

Da das leistungssportliche Training darauf abzielt, mit harten Belastungen eine große Anpassung und eine daraus resultierende Leistungssteigerung zu erreichen, gibt es nur einen sehr geringen Abstand zwischen optimaler Belastung und der Überbelastung. Der leistungsorientierte Athlet ist deshalb herausgefordert, eine ausreichend harte Belastung bei optimaler Erholung zu realisieren. Ehrgeizige Athleten setzen sich jedoch manchmal so stark unter Leistungsdruck, dass sie es mit dem Training übertreiben.

Zum Glück gibt es eine Reihe von Warnsignalen, die ein sich anbahnendes Übertraining signalisieren – der Athlet muss sie aber auch erkennen und dann seinen Trainingsplan ändern. Wichtig: Sie beeinträchtigen Ihre Leistungsfähigkeit nachhaltiger durch die Folgen eines Übertrainings, als wenn Sie eine Weile lang eine Pause einlegen würden.

Tipp: Wenn Sie einen Trainingspartner haben, können Sie sich gegenseitig beobachten. Bei übersteigertem Training sollten Sie einander auf die Gefahren des Übertrainings aufmerksam machen.

Warnsignale

beim Training

- Leistungsstagnation oder Leistungsabfall
- verzögerte Erholung nach dem Training
- gesteigertes Belastungsempfinden
- Gedanken an den Abbruch des Trainings, Unlust

in der Gesundheit

- gesteigerter morgendlicher Ruhepuls
- niedrigerer Belastungspuls als normal
- Anschwellen der Lymphknoten
- Gewichtsverlust, Appetitlosigkeit
- häufige Infekte und Erkältungen

im Alltag

- gesteigerte Anspannung, Ärger, Depressionen
- Müdigkeit, schlechter Schlaf
- Konzentrationsschwäche
- reduzierter Elan

Tabelle nach Heiko Klimmer unter:
http://members.aol.com/hklimmer/uebert.html

Der Traum vom Waschbrettbauch

Schon im alten Griechenland gab es Statuen aus der Zeit von etwa 450 vor Christus, die einen Waschbrettbauch hatten. Die Oberklasse war damals stark homoerotisch geprägt, und so ist der Waschbrettbauch bis heute eigentlich ein homosexuelles Schönheitsideal geblieben.

»Tausche Fett gegen Muskel« heißt nicht Waschbrettbauch, sondern bedeutet Fettabbau und Aufbau eines harmonisch-muskulösen Körpers mit einem Körperfettanteil zwischen 10 bis 15 Prozent (bei Männern) bzw. zwischen 15 bis 20 Prozent (bei Frauen).

Der neue »Wahn«, einen Waschbrettbauch haben zu müssen, entwickelte sich in Venice Beach in den USA: Dort trainierten immer mehr homosexuelle Männer am Strand und in Fitnessstudios. Die Werbung für Duschgels, Parfums und Deos vermarktete diesen Körperkult für Plakate und Fernsehspots, und allmählich entwickelte sich in der westlichen Industriewelt eine neue Lust am nackten männlichen Körper.

Als dann auch noch Calvin Klein den Waschbrettbauch zum Kult für die Werbung seiner Unterwäsche erhob, wurde das »Sixpack« zum ästhetischen Muss für jeden trainierten Mann. Mittlerweile preist die Werbung alle möglichen Dinge des Alltags mit Männern an, die einen Waschbrettbauch haben. Und es sieht fast so aus, als wäre er das neue Sexsymbol des Mannes schlechthin – die Umfragen unter Frauen widersprechen sich da jedoch. Selbst mit einem fitnessbewussten Leben – mit »Men's Health« – ist der Zwang zum Waschbrettbauch kaum in Einklang zu bringen.

Auch wenn die modernen Männer-, Sport- und Gesundheitsmagazine Sie etwas anderes glauben lassen wollen, behaupten wir: »Der Waschbrettbauch wird in der Küche gemacht und nicht beim Fitnesstraining.« Sie können täglich 1000 Sit-ups machen, aber es wird Ihnen nichts helfen: Sie werden nie einen Waschbrettbauch zu sehen bekommen, denn meist haben Sie ihn nämlich schon, aber er ist versteckt unter und vor dem Bauchfett.

Tipp: Ein extremes Trainingsschema, mit dem Sie einen gut sichtbaren Waschbrettbauch erreichen können, finden Sie unter www.fortunecity.de/olympia/clay/89/waschbrett.html und unter www.geocities.com/Pipeline/Dropzone/5146/.

Rechte Seite:
Ein Sixpack wird erst sichtbar, wenn das Körperfett unter neun Prozent liegt, voll heraus kommen die Muskeln erst bei etwa sieben Prozent.

Sie müssten ein extremes Fettreduktionsprogramm absolvieren, in Kombination mit einem fast täglichen aeroben Training und Gesamtkörpermuskeltraining und einem eisernen Bauchmuskeltraining. Ein solches Ziel kann man bei einem »normalen« Alltagsleben nicht erreichen – der Waschbrettbauch kann also gar nicht die Norm für alle Männer werden.

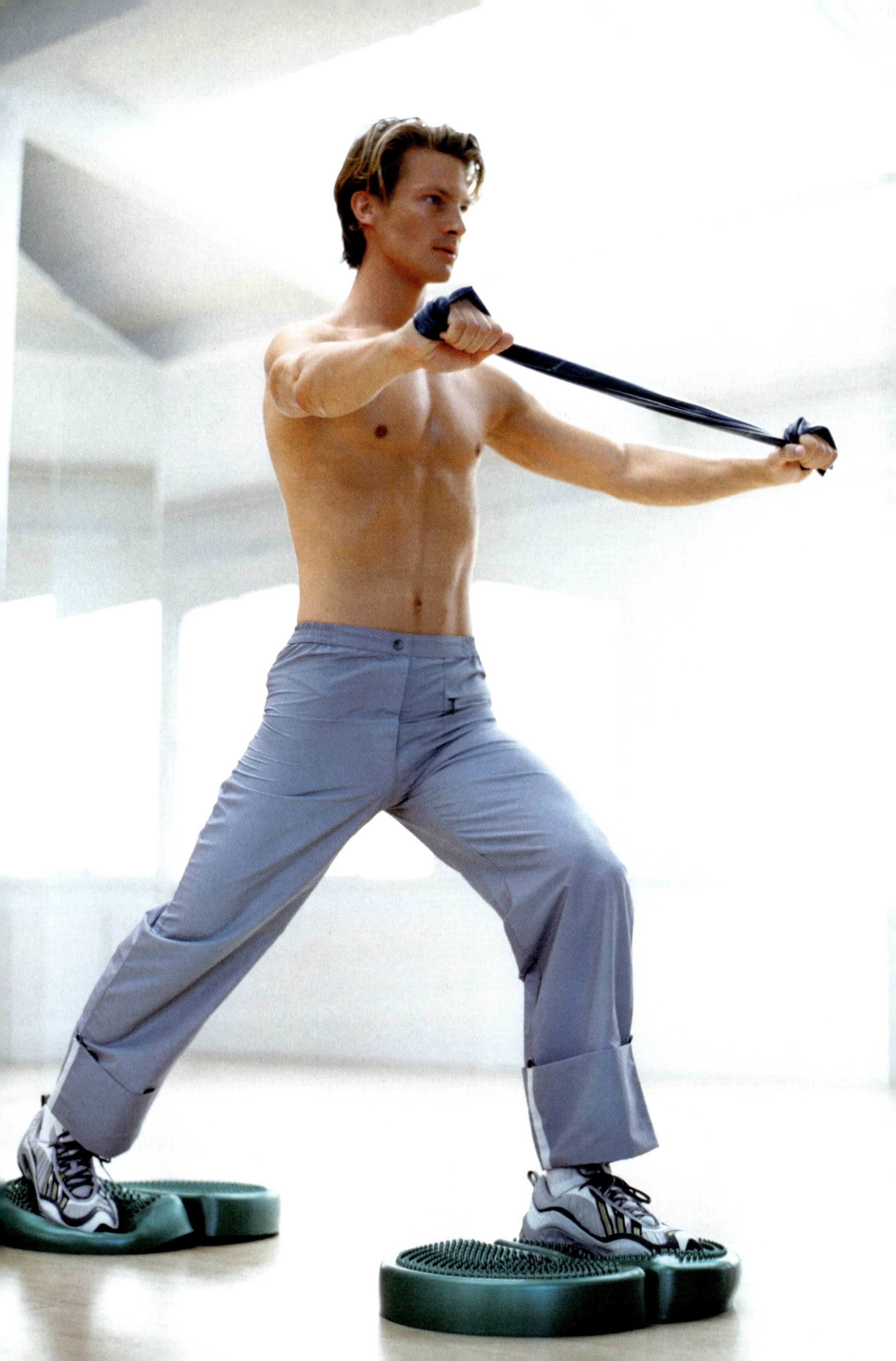

Ein Waschbrettbauch tritt erst bei einem extrem niedrigen Körperfettanteil (unter 9 Prozent) zu Tage – ein Ziel, das im normalen Alltagsleben nicht zu erreichen ist.

Wichtig: Der Waschbrettbauch ist kein Dauerzustand. Denn nur bei professionellen Models und Menschen, die ein extremes Fitness- und Bodybuilding betreiben und deren Alltagsleben mehr von ihrem Körper als vom Leben bestimmt wird, ist der Waschbrettbauch ständig vorhanden. Bei allen anderen Menschen ist er ein »Gelegenheitszustand« - man kann ihn sich antrainieren, um im Urlaub, vor der neuen Freundin und bei gelegentlichen Auftritten für Fotoaufnahmen aufzutrumpfen. Ansonsten sind sieben Prozent Körperfett und auch der Weg dorthin ungesund und nicht zu empfehlen.

Der Waschbrettbauch zum Vorführen

Wenn Sie mal für einen bestimmten Zweck einen Waschbrettbauch haben wollen, können Sie folgende Trainingseinheit ausprobieren. Wenn Sie mindestens sechs Monate lang konsequent dabei bleiben, können Sie Ihr Körperfett damit auf etwa neun bis zehn Prozent reduzieren.

- Aerobes Training: Machen Sie zwei- bis dreimal Ausdauersport in der Woche jeweils 30 bis 45 Minuten und benutzen Sie dabei eine Herzfrequenzuhr. Sie können vor dem Ausdauertraining eine Tasse Kaffee trinken, wenn Sie das vertragen.
- Muskel-Splittraining: dreimal in der Woche.
- Bauchtraining: zwei- bis dreimal in der Woche, dazu gehören
  - Crunches: drei Sätze mit langsamen ziehharmonika-artigen Bewegungen und einem Verharren in der maximalen Kontraktionsstellung für ein bis zwei Sekunden (30 bis 50 Wiederholungen) mit steigenden Gewichten am Seil
  - Hängende Bauchaufzüge: drei Sätze mit jeweils 20 Wiederholungen mit 5–15 kg Gewichten
  - Hängende seitliche Bauchaufzüge: drei Sätze mit jeweils 20 Wiederholungen oder – falls dies zu anstrengend ist – seitliche Crunches mit 5–15 kg Gewichten
  - Beinheben auf der Bank: drei Sätze mit jeweils 20 Wiederholungen mit 5–15 kg Hantel zwischen den Füßen

Fazit: Fotomodels und Sportler mit Waschbrettbauch haben einen extremen Lebensstil, aber sie sollen uns eine Ästhetik suggerieren, die im Alltag nicht zu haben ist und die darüber hinaus auch nicht sonderlich gesund ist. Kein

Wunder also, dass viele Menschen mittlerweile frustriert sind und ihre Wut gegen die Hochglanzmagazine richten, die jeden Monat wieder das Gegenteil behaupten.

Doch leider gibt es immer noch Frauen und Männer, die sich vom Wahn des Waschbrettbauches zu einer so extremen Lebensweise umstimmen lassen, wie sie oben beschrieben ist – zum Glück sind diese Menschen jedoch in der Minderheit. John von Düffel hat sie liebevoll und ironisch in seinem Roman »Ego« beschrieben.

Unter medizinischen Gesundheitsaspekten wird selbst ein Körperfettanteil bis 24 Prozent noch als »ideal« bezeichnet. Diese Werte sind also weit davon entfernt, was man für einen Waschbrettbauch bräuchte. Aber sie stehen für Gesundheit, Wohlfühlen und Machbares im Alltagsleben.

Das zweite Trainingsprinzip: Die Kraftausdauer steigern

Wenn Sie drei bis vier Wochen lang die Muskeln aufgebaut haben, gehen Sie zum zweiten Trainingsprinzip über und arbeiten in den folgenden drei bis vier Wochen an der Kraftausdauer: Sie trainieren jede Muskelgruppe wiederum einmal pro Woche, die Übungen bleiben dieselben.

Für die Kraftausdauer belasten Sie den Muskel nicht mit maximalem Gewicht sondern mit maximaler Leistung. Das heißt:

- Wählen Sie ein mittleres Gewicht, mit dem Sie zehn Wiederholungen mit mäßiger Anstrengung schaffen und machen Sie etwa fünf Sätze.
- Sie können bis zu zehn Sätze absolvieren, bei zehn Wiederholungen ist das aber ein sehr intensives Training (10 x 10 Prinzip).
- Bei den Übungssätzen bleibt das Gewicht konstant.
- Statt zwei Minuten machen Sie jetzt nur eine Minute Pause, dann folgt der nächste Satz rasch im Anschluss daran. Die Pause können Sie für ein kurzes Stretching nutzen.

Bei diesem Trainingsprinzip werden Sie eventuell intensiver atmen und einen schnelleren Puls erreichen als beim ersten Prinzip, weil die Lungen-, Herz- und Kreislaufbelastung deutlich höher ist – das ist die Belastung, die zu Kraft und Ausdauer führt.

Wie viel Training braucht der Mensch?

Wann Sie genug trainiert haben, lässt sich schwer sagen, denn die muskuläre Trainingsschwelle liegt bei jedem anders. Sie ist sogar abhängig von der Tagesform, vom Schlaf, vor allem vom Stress. Stress, der Sorgen macht, Kummer, das Gefühl der Ausweglosigkeit bis hin zur Depression schwächen den Willen, die Immunabwehr und die Trainingsdisziplin. Der Muskel vermittelt das Gefühl des Ausgepumptseins, die Hormone sind oft »im Keller«.

Depressive Männer haben niedriges Testosteron, Frauen bekommen Zyklusstörungen – woher soll der Muskel dann noch die Kraft zum Training nehmen? Die Antwort heißt: »aus sich selbst«. Gerade wenn es Ihnen schlecht geht, sollten Sie zum Training gehen. Gerade dann sollten Sie den Willen aufbringen sich anzustrengen. Die Kraft, die Sie aus der Überwindung tanken, geht sofort in Ihr Gehirn: Es schüttet seine psychotropen Hormone aus – also solche, die die »Seele« stimulieren. Stimmung und Stoffwechsel werden angeregt.

Wie entsteht ein Muskelkater?

Wenn Sie den Muskel bis über die Erschöpfung hinaus beanspruchen, bekommen Sie einen Muskelkater. Im Körper passiert dann Folgendes: Eiweißmoleküle, die die Muskelfasern verankern, werden abgerissen. Der Muskel wird also in seinem Aufbau verletzt. Da der Körper die Stellen reparieren will, kommt es zu einer Entzündung oder zu einem Ödem – und dieser Vorgang verursacht die Schmerzen des Muskelkaters. Fälschlicherweise heißt es oft, dass die Schmerzen durch eine Übersäuerung durch Laktat, das Salz der Milchsäure, entstehen. Das ist jedoch falsch, denn das Laktat schwächt zwar den Stoffwechsel im Muskel, es bereitet aber keine Schmerzen.

Ein Muskelkater ist also eine echte Muskelkrankheit, die heilen muss. Während dieser Zeit kann der Muskel sich nicht regenerieren in der Superkompensation, weil er mit der Heilung beschäftigt ist. Ihr Training war deshalb – wie ein Training mit mangelnder Intensität – sinnlos. Das »richtige« Training ist also eine individuelle Gratwanderung zwischen zu wenig und zu viel Anstrengung.

Eine Studie in Boston zeigte, dass Muskeltraining bei depressiven Männern genauso wirksam ist wie Antidepressiva, und jüngst konnte gezeigt werden, dass ein Anheben der verminderten Testosteronwerte, die Wirkung noch verstärkt (siehe www.hommage.de).

Beherzigen Sie also Folgendes:

1. Trainieren Sie immer bis an die Grenze der muskulären Erschöpfung. Die Höchstgewichte können durchaus von einem Training zum anderen variieren – das ist Ihre Tagesform, aber geben Sie immer Ihr »Bestes«.
2. Wenn Sie nach 24 bis 48 Stunden einen leichten Muskelkater bekommen, war es genug. Wenn Sie gar nichts spüren, war das Training nicht wirksam und Sie haben Zeit vertan. Wenn Sie einen starken Muskelkater haben, dann war es zu viel und Sie schaden dem Muskel.

So gewinnen Sie eine bessere Beziehung zu sich selbst

Mit Ihrem Wissen über die »richtige« Ernährung und das optimale Trainingsprogramm sollten Übergewicht, schlechter Lebensstil, mangelnde Lebensfreude und gestörtes Körpererlebnis kein Thema mehr für Sie sein. Freuen Sie sich also darauf, die Lust am eigenen Körper allein oder mit Ihrem Partner oder Ihrer Partnerin zusammen wieder zu entdecken.

Vorschriften, was man tun und was man unterlassen soll, Verbote und Drohungen, was passiert, wenn man dick bleibt, bringen nichts. Wenn Sie sich für das Programm »Tausche Fett gegen Muskel« entschieden haben und noch überlegen, wie Sie es in Ihren Alltag einbauen können, ist es sinnvoll, erst einmal Ihren jetzigen Tagesablauf eine Woche lang fein säuberlich aufzuzeichnen. Anschließend können Sie dann die Gewohnheiten schrittweise verändern: Beginnen Sie mit der Bewegung am Morgen und bauen Sie zwei Zwischenmahlzeiten ein – das dürfte Ihnen nicht allzu schwer fallen.

Wenn Sie Schritt für Schritt vorgehen, bemerken Sie die zunehmenden Veränderungen Ihres Lebensstils kaum und schon nach kurzer Zeit können Sie die Wirkung im Spiegel bewundern. Dass Sie abgenommen und durch das Training einen ästhetischeren Körper bekommen haben, spüren Sie, noch bevor es auf der Waage sichtbar wird. »Es ist nie zu früh und selten zu spät« – so lautete ein Spruch aus der Werbung und diese Erkenntnis gilt auch für unser Programm. Wenn Sie bisher entmutigt waren, weil Sie keinen Erfolg hatten, so beginnen Sie jetzt noch einmal mit uns. Vergessen Sie die bisherigen Misserfolge – aber auch Ihre Ausreden. Machen Sie sich nichts mehr vor: Ohne konsequente Arbeit mit unserem Programm wird es nie funktionieren.

Das Programm »Tausche Fett gegen Muskel« garantiert Ihnen den Erfolg. Freuen Sie sich auf ein neues Körpererlebnis.

Register

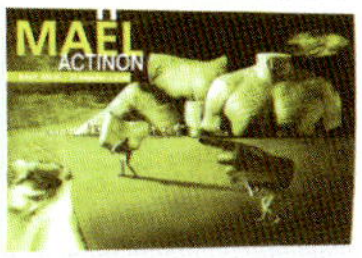

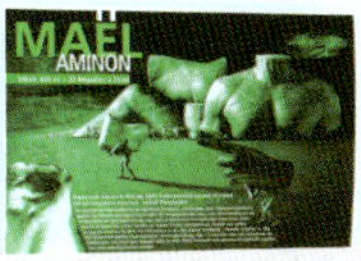

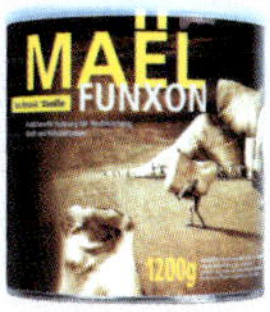

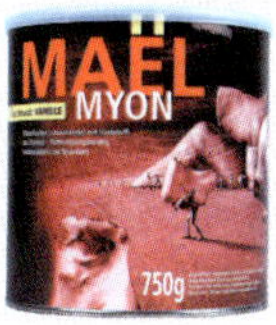

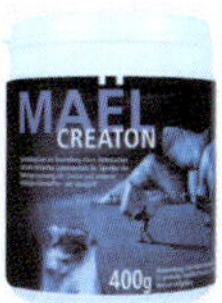

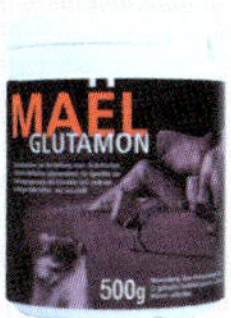

Unsere Produktempfehlung für Einsteiger:

MAËL ACTINON
Trinkampullen mit Carnitin und Guarana. Carnitin unterstützt als "Fatburner" die Intensivierung des Fettstoffwechsels durch sportliches Training mit niedriger Intensität (Walking, leichtes Jogging, Radfahren, Fitnessstudio). Guarana motiviert als "Wachmacher" Körper und Geist, ohne den Kreislauf zu belasten.

MAËL MYON
Pulver für Milchmixgetränk mit Eiweißen und Vitalstoffen. Die enthaltenen Aminosäuren (Eiweiße) liefern dem Körper Nahrung in Spitzenqualität für den intensiven Stoffwechsel. Die Vitalstoffe (Vitamine, Mineralien etc.) unterstützen unter anderem das Immunsystem und die Regeneration nach dem Training. Myon wird häufig als Zwischenmahlzeit verwendet.

MAËL – Functional Food für Männer und Frauen

Unter der Marke MAËL gruppiert sich ein mit Bedacht und Sachverstand konzipiertes Sortiment von diätischen Lebensmitteln, neudeutsch "Functional Food" genannt. Die Rezepturen und Zutaten dieser Produkte haben Ernährungswissenschaftler und Mediziner gemeinsam ausgewählt, um einerseits eine maximale Qualität und andererseits eine möglichst übersichtliche Sortimentsbreite zu erzielen. Das Resultat sind MAËL-Produkte, die sich ausschließlich über Qualität – und nicht über die Quantität der verkauften Produkte oder prominente Platzierungen im Verkaufsfernsehen definieren.

MAËL ist sowohl für Männer als auch für Frauen entwickelt worden. Im Sortiment finden Sie Produkte, die für die Erreichung unterschiedlicher Vorhaben Unterstützung leisten. Ob Anti-Aging, Fitness, Leistungssport, Rehabilitation oder einfach nur bewusste Ernährung – letztendlich geht es immer um ein Ziel: die Steigerung Ihrer Lebensqualität. Und genau an diesem Punkt macht MAËL keine Kompromisse. Sie sollten es auch nicht tun.

Das komplette MAEL-Sortiment mit Preisen und Bestellmöglichkeit finden Sie unter
<http://www.apothekefuerdenmann.com> (natürlich auch für Frauen).
Telefonische Infos unter 01805 - 276 336.
MAEL empfiehlt die hochdosierten Vitamin- und Vitalstoffpräparate von ORTHOMOL.

maël

Impressum

Bibliografische Information Der Deutschen Bibliothek
Die Deutsche Bibliothek verzeichnet diese Publikation in der Deutschen Nationalbibliografie; detaillierte bibliografische Daten sind im Internet über http://dnb.ddb.de abrufbar.

Wichtiger Hinweis

Die im Buch veröffentlichten Ratschläge wurden mit größter Sorgfalt von Verfassern und Verlag erarbeitet und geprüft. Eine Garantie kann jedoch nicht übernommen werden. Ebenso ist eine Haftung der Verfasser bzw. des Verlages und seiner Beauftragten für Personen-, Sach- oder Vermögensschäden ausgeschlossen.

Bildnachweis

Umschlagfoto: defd/Frank Wartenberg
Fotos: Corbis/Dex Images S.24; defd/Oliver Lassen S.46, S.55/Birgit Klemt S.119; Interfoto S.25; Jump/Kristiane Vey S.64, S.72/Martina Sandkühler S.79, S.81/L. Lenz S.83, S.84; Silvia Lammertz S.20, S.95-S.114; Mauritius/age fotostock S.8/Stock Image S.11, S.13, S.43/Helmut Peters S.17 l./age S.17 r., S.66/Ripp S.18/Römmelt S.29/Steimer S.34/Rieger C. S.39/Rosenfeld S.40, S.48, S.57/fact S.44/Schätzle S.47/Clasen S.53/Rademacher S.62/E.Gebhardt S.69; Picture Alliance/Frank Kleefeldt S.36; Tanita Europe GmbH, Sindelfingen S.90; Zefa/K. Solveig S.23 Grafik: Holger Vanselow, Stuttgart S.92

© Knaur Ratgeber Verlage 2004
Ein Unternehmen der Droemerschen Verlagsanstalt
Th. Knaur Nachf. GmbH & Co. KG, München
Alle Rechte vorbehalten

Das Werk einschließlich aller seiner Teile ist urheberrechtlich geschützt. Jede Verwertung außerhalb des Urhebergesetzes ist ohne Zustimmung des Verlages unzulässig und strafbar. Das gilt insbesondere für Vervielfältigungen, Übersetzungen, Mikroverfilmungen und die Einspeicherung und Verarbeitung in elektronischen Systemen. Bei der Anwendung in Beratungsgesprächen, im Unterricht und in Kursen ist auf dieses Buch hinzuweisen.

Projektleitung: Franz Leipold
Redaktion: Karin Hertzer, München
Herstellung: Jörg Alt
Bildredaktion: Sylvie Busche (Ltg.)
Umschlagkonzeption: Zero Werbeagentur, München
Satz und DTP: Gaby Herbrecht, München
Reproduktion: Repro Ludwig, Zell am See
Druck und Bindung: Offizin Andersen Nexö, Leipzig

Printed in Germany

ISBN 3-426-66907-2

Bitte besuchen Sie uns im Internet: www.droemer-knaur.de

Weitere Titel aus den Bereichen Gesundheit, Fitness und Wellness finden Sie im Internet unter www.wohl-fit.de